AF499803

LES ACTUALITÉS MÉDICALES

La Gastrostomie

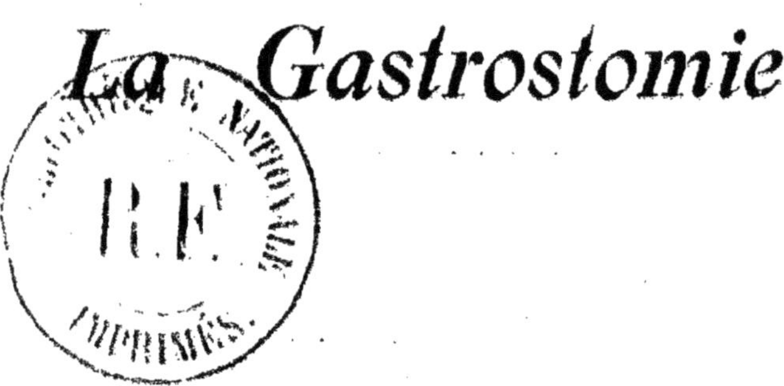

LES ACTUALITÉS MÉDICALES

Collection de vol in-16 carré de 100 pages avec fig., cartonnés. 1 fr 50

ABONNEMENT A 12 MONOGRAPHIES : 16 FRANCS

La Grippe, par le Dr L. Galliard, médecin de l'hôpital Saint-Antoine. 1 vol. in-16 carré, 100 pages avec 7 fig., cart. 1 fr. 50

Les États neurasthéniques, par le Dr Gilles de la Tourette, professeur agrégé à la Faculté de médecine, médecin de l'hôpital Saint-Antoine, 1 vol. in-16 carré, 92 pages cart. 1 fr. 50

Formes cliniques et Traitement des myélites syphilitiques, par le Dr Gilles de la Tourette, 1 vol. in-16 carré, 92 pages, cart. .... 1 fr. 50

La Diphtérie, par le Dr H. Barbier, médecin des hôpitaux, et G. Ulmann. 1 vol. in-16 carré, 96 p. avec 7 fig., cart. 1 fr. 50

Psychologie de l'instinct sexuel, par le Dr Joanny-Roux, médecin-adjoint (désigné) des Asiles d'Aliénés de Lyon. 1 vol. in-16 carré, 96 pages avec fig., cart. .... 1 fr. 50

La Radiographie et la Radioscopie cliniques, par le Dr L.-R. Régnier, 1 vol. in-16 carré, 96 p. et 11 fig. cart... 1 fr. 50

Les Rayons de Rœntgen et le diagnostic de la Tuberculose, par le Dr A. Béclère, médecin de l'hôpital Saint-Antoine, 1 vol. in-16 carré, 96 pages et 9 fig., cart. .... 1 fr. 50

Le Tétanos, par le Dr J. Courmont, professeur agrégé à la Faculté de Lyon, médecin des Hôpitaux, et M. Doyon, professeur agrégé à la Faculté de Lyon. 1 vol. in-16, 96 pages et 4 fig. cart. .... 1 fr. 50

Les Régénérations d'organes, par le Dr P. Carnot, 1 vol. in-16, 96 pages et 14 fig., cart. .... 1 fr. 50

Thérapeutique oculaire, *nouvelles médications, opérations nouvelles*, par le Dr F. Terrien, chef de clinique ophtalmologique à la Faculté de médecine de Paris. 1 vol. in-16 carré 96 pages et 12 figures, cart. .... 1 fr. 50

Les Auto-intoxications de la grossesse, par le Dr Bouffe de Saint-Blaise, accoucheur des Hôpitaux de Paris, 1 vol. in-16 carré, 96 pages, cart. .... 1 fr. 50

Le Diabète, par le Dr R. Lépine, professeur à la Faculté de médecine de Lyon, médecin des hôpitaux de Lyon. 1 vol. in-16 carré, 96 pages cart .... 1 fr. 50

Le Rhume des Foins, par le Dr J. Garel, médecin des Hôpitaux de Lyon. 1 vol. in-16 carré, 96 pages, cart...... 1 fr 50

Diagnostic des Maladies de la Moelle (*siège des lésions*), par le Dr Grasset, professeur à la Faculté de Montpellier, 1 vol. in-16 carré, 96 pages et fig., cart. .... 1 fr. 50

La Gastrostomie par le Dr J. Braquehaye, professeur agrégé à la Faculté de Bordeaux, chirurgien de l'hôpital civil français de Tunis. 1 vol. in-16 carré, 96 pages et fig., cart.. 1 fr. 50

LES ACTUALITÉS MÉDICALES

La Gastrostomie

PAR

J. BRAQUEHAYE

PROFESSEUR AGRÉGÉ A LA FACULTÉ DE MÉDECINE DE BORDEAUX
CHIRURGIEN EN CHEF DE L'HOPITAL CIVIL FRANÇAIS DE TUNIS

Avec 3 figures dans le texte

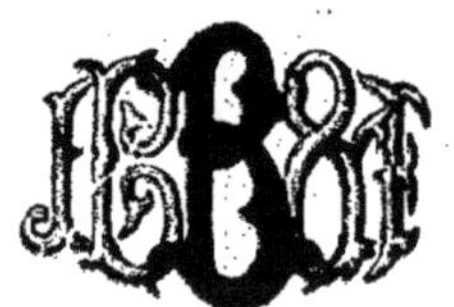

PARIS
LIBRAIRIE J.-B. BAILLIÈRE ET FILS
19, RUE HAUTEFEUILLE, 19

1900

LA GASTROSTOMIE

I. — DÉFINITION ET HISTORIQUE

1° Définition. — La gastrostomie « est une opération consistant à établir aux parois de l'estomac une ouverture permanente, dans le but de fournir à l'alimentation une voie artificielle chez les malades qu'un rétrécissement complet de l'œsophage condamne à mourir d'inanition ».

Telle est la définition exacte et précise qu'a donnée Sédillot de la gastrostomie. Elle nous a néanmoins paru incomplète; car, si le plus souvent l'ouverture stomacale est uniquement destinée à alimenter le malade, elle peut aussi, d'une façon exceptionnelle, servir « pour attaquer les rétrécissements de l'œsophage par leur partie inférieure », ainsi que l'avait prédit A. Egeberg.

Enfin, la bouche stomacale n'est pas seulement une porte ouverte à l'alimentation, mais encore elle agit en mettant l'œsophage au repos et en faisant ainsi cesser le spasme qui s'ajoute toujours au rétrécissement, par suite de l'irritation que cause le passage des aliments.

Aussi proposons-nous la définition suivante :

La gastrostomie est une opération destinée à établir une bouche stomacale pour nourrir les malades dont l'œsophage ne permet plus le passage normal des aliments, pour mettre ce conduit au repos en enlevant les causes d'irritation dues à la déglutition journalière du bol alimentaire et, enfin, lorsque c'est possible, pour attaquer par en bas les sténoses œsophagiennes.

2° Historique (1). — Bien que l'histoire de la gastrostomie soit de date récente, nous ne parlerons pas de tous les nombreux travaux auxquels cette opération a donné lieu ; mais nous ferons voir qu'il existe trois périodes dans son évolution jusqu'à ce jour.

Pendant la première période, c'était une tentative opératoire audacieuse. L'antisepsie n'existait pas encore et les opérés mouraient tous. Aussi voyons-nous Alquié, en 1854, intituler un article contre cette opération : « De certaines folies opératoires de notre époque ou de la ligature de l'aorte et de la gastrostomie. »

Avec l'ère de l'antisepsie, l'opération devient moins meurtrière. Mais, si les malades ne meurent point de l'opération, ils trainent du moins une vie misé-

(1) Pour l'historique, voyez : L. H. Petit. *Traité de la gastrostomie*. Paris, 1879, et *Revue des Sciences médicales*. Paris, 1880. T. XVI ; Hilbert. Historique de la gastrostomie. *Deutsch. Arch. f. Medic.* 1884.

rable, digérant, avec leur suc gastrique, leur paroi abdominale. C'est la deuxième période.

Enfin, pendant la troisième, on cherche, par tous les moyens, à rendre la fistule continente. Dès lors paraissent de nombreux mémoires vantant des procédés divers, dont chacun marque une méthode inédite ou un perfectionnement nouveau. La gastrostomie a conquis désormais droit de cité parmi les meilleures opérations modernes.

1re *Période.* — C'est un médecin militaire norwégien, A. Egeberg (1), qui, en 1837, eut le premier l'idée de la gastrostomie. Il connaissait les observations classiques de Voigtel et d'Élie de Beaumont : on pouvait donc vivre avec une fistule gastrique accidentelle. Pourquoi, pour le rétrécissement de l'œsophage, n'ouvrirait-on pas « une voie vers la cavité de l'estomac, soit pour injecter une quantité suffisante d'aliments, soit pour attaquer par leur partie inférieure les rétrécissements de l'œsophage, comme on le fait pour les rétrécissements de l'urètre » ? Ne serait-ce pas mieux, se demande-t-il, que de donner des lavements nutritifs? L'insuffisance de ce palliatif lui avait été démontrée par la mort rapide d'un homme de 36 ans atteint de rétrécissement de l'œsophage.

Dans son mémoire, très étudié, le chirurgien norwégien ne propose pas seulement la fistule gastrique comme une opération hypothétique, mais il

(1) Le mémoire d'Egeberg (*Om behandlingen of impenetrable Stricture i Madröret*) fut lu, en mai 1837, à la Société de Médecine de Christiania. Il ne fut publié qu'en 1840, dans le *Nordsk Magazin for Lögeirdenskaben.*

essaie d'établir sur des données précises les points suivants :

1° Comment peut-on atteindre l'estomac sans avoir à redouter un épanchement dans le péritoine ?

2° Où faut-il opérer ?

3° Par quel manuel opératoire ?

4° Comment peut-on éviter la réunion de la plaie stomacale ?

Mais il n'eut pas l'occasion de pratiquer l'opération qu'il avait si bien décrite.

Cependant, bientôt l'expérimentation prouvait qu'on pouvait ouvrir l'estomac et le maintenir ouvert, puisque, dès 1841, Blondlot (de Nancy) faisait à des chiens des fistules gastriques et étudiait ainsi la digestion stomacale dans son *Traité analytique de la digestion* (1843).

Bassow, en 1843, faisait à huit chiens des fistules gastriques et, pour les maintenir, se servait d'une canule d'argent formée de deux parties s'emboitant l'une dans l'autre.

La clinique (cas de Voigtel et d'Élie de Beaumont), le raisonnement (mémoire d'Egeberg), l'expérimentation (expériences de Blondlot et de Bassow) démontraient donc que la gastrostomie était possible. Cependant personne n'osait la tenter et, lorsque Pétel (de Cateau-Cambrésis) consultait, en 1843, la Société de médecine de Douai sur l'opportunité d'une telle intervention pour un malade atteint de rétrécissement infranchissable de l'extrémité inférieure de l'œsophage, un avis défavorable unanime fut émis. Cependant Pétel proposait de créer une bouche stomacale, après avoir fait adhérer l'estomac à la paroi grâce à une grande aiguille courbe les embrochant tous les deux.

C'est un chirurgien français, Sédillot, qui, le premier, pratiqua cette opération, le 13 novembre 1849, pour un cancer de l'œsophage chez un malade très affaibli qui ne survécut que quelques heures à l'opération (1).

Déjà, en 1846 et en 1847, il avait adressé à l'Académie des Sciences trois mémoires sur « la gastrotomie fistuleuse », opération qu'il croyait avoir imaginée et dont il avait montré toutes les difficultés et tous les dangers. Cependant il était convaincu que la « gastrostomie » (comme il avait appelé aussi son opération) était seule capable d'empêcher les malades atteints de rétrécissements complets de l'œsophage de mourir d'inanition et il tentait de nouveau l'opération, le 21 janvier 1853. Mais, rendu plus prudent par son premier insuccès, il ouvrait cette fois l'estomac cinq jours après l'avoir fixé aux bords de la plaie abdominale. Malgré cette intervention en deux temps, son malade mourait au dixième jour de péritonite.

Les quelques rares chirurgiens qui ne se laissèrent pas décourager par ces deux insuccès retentissants n'obtinrent pas de meilleurs résultats.

Fenger, en 1854, chez un cancéreux dont l'œsophage est infranchissable, fait une incision le long des fausses côtes gauches, de la pointe du sternum au huitième cartilage costal, fixe l'estomac par des

(1) Voici le manuel opératoire qu'il avait employé : 1° Incision cruciale des parois abdominale et stomacale ; 2° Fixation de l'estomac à l'abdomen par une canule à larges bords.

sutures, le ponctionne quelques jours après et place une sonde à demeure. Il perd encore son malade.

Les opérateurs qui suivirent : Cooper Forster (1856), Haberston (1858), Sydney Jones (1860-66), Th. Bryant, Curling (1866), Rudall, Von Thaden (1867), Fox, Durham (1868), Maury (1870), J. Lave (1871), Smith, Lewis, Mac-Cormac, Jouon (de Nantes), Legros Clark, Troup, Bryant, Mason, Jackson (1872), Lowe, Rose, Jacobi, Hjort, Möller (1874), n'obtinrent pas des résultats plus encourageants.

C'est la période désastreuse de la gastrostomie (1).

Enfin, en 1875, Sydney Jones, opérant malgré deux insuccès précédents, obtint une survie de vingt jours chez son troisième malade. Ce succès, bien que relatif, est suffisant pour autoriser à tenter encore cette opération, en lui appliquant les avantages de la méthode antiseptique.

2e *Période.* — C'est, en effet, grâce à une antisepsie rigoureuse que Verneuil obtint la guérison de son malade, qui ne succomba que seize mois après, à une tuberculose pulmonaire. Cette guérison eut un grand retentissement. L'observation fut communiquée par Verneuil à l'Académie de Médecine, le 31 octobre 1876, puis par Ch. Richet à l'Académie des Sciences, le 11 mars 1877 et, un mois après, J. Béclard présentait ce jeune malade aux élèves qui suivaient son cours de physiologie à la Faculté.

(1) Pendant cette période, signalons, à titre de curiosité, le procédé pratiqué par Arthur Bar en 1865. Au lieu de faire une incision à la paroi abdominale, il propose de ponctionner directement l'estomac, pendant une grande inspiration, avec un trocart spécial ayant à son extrémité des griffes qui se redressent quand on retire la canule.

Aussi voyons-nous les opérations de gastrostomie devenir plus fréquentes et, bien souvent, être suivies d'un bon résultat. Citons les cas de Lanelongue (de Bordeaux, 1877), de Schönborn (de Könisberg, 1877), de Trendelenburg (1) (de Rostock, 1878), de Herff (1879), de Howse (1879), etc.

Pendant toute cette période, on se préoccupe surtout d'éviter l'infection péritonéale. Dans ce but, Schönborn propose de faire la gastrostomie lorsque l'œsophage, encore perméable, se laisse franchir par une sonde terminée par un ballon en caoutchouc, lequel, étant insufflé, applique l'estomac contre la paroi.

En Angleterre, Howse indique comme sienne la méthode en deux temps (que Sédillot avait déjà employée en 1853), et c'est à ce mode opératoire que ses compatriotes attribuent les bons résultats que leur donne la gastrostomie.

En France, Verneuil avait fait voir que la sécurité opératoire réside surtout dans l'emploi d'une antisepsie rigoureuse et de sutures stomacales parfaites.

3e *Période*. — La gastrostomie est donc une opération légitime, donnant aux cancéreux une survie appréciable et empêchant de mourir de faim les malades atteints de rétrécissements de l'œsophage, lorsque ceux-ci sont devenus infranchissables. C'est là désormais un point acquis.

Cependant le résultat opératoire est encore loin d'être parfait et, malgré les obturateurs (Sédillot, Langenbeck, etc.), malgré la sonde à demeure employée par Verneuil et Trendelenburg, les aliments

(1) La méthode de Verneuil (1876) porte en Allemagne le nom de Trendelenburg (1878).

imbibés de suc gastrique regorgent par la fistule, en corrodent les bords et les malheureux opérés digèrent ainsi leur paroi abdominale.

Que faire pour éviter cet ulcère douloureux et rebelle qui faisait dire à une opérée de Bergmann qu'elle préférait mourir plutôt que de conserver sa fistule?

C'est dans ce but qu'ont été imaginés depuis quelques années les procédés si nombreux de gastrostomie. Nous ne les citerons pas tous dans cet historique, puisque nous en ferons le sujet d'un chapitre spécial. Nous indiquerons seulement comment on peut les grouper, en tenant moins compte de l'ordre chronologique qui a présidé à leur description que de leurs affinités.

Citons d'abord l'application de coton vaseliné sur l'orifice externe (Lucas-Championnière), simple moyen palliatif qui atténue le mal, mais ne l'évite pas.

On a pensé d'abord que le siège de la fistule en un point élevé, au voisinage du cardia, empêcherait le suc gastrique de s'écouler. Dès 1883, Larger avait déjà insisté sur ce point à la Société de chirurgie; plus tard Delagenière, Hahn, Ceccherelli, Heusner y revenaient de nouveau.

D'autres ont obtenu un orifice continent en faisant à l'estomac une boutonnière très petite (Bryant, Lucas Championnière) et en suturant la muqueuse stomacale à la peau pour ourler l'orifice externe (Terrier, Berger, Hartmann, Doyen).

Poncet, demeuré partisan de la méthode en deux temps, faisait une étroite incision en plein tissu cicatriciel.

Tels sont les procédés simples. Ils ont pour eux la rapidité, mais l'occlusion n'est pas aussi parfaite que par certaines des méthodes plus complexes.

Celles-ci divisent les opérations en deux groupes : les uns cherchant hors du conduit la cause de l'occlusion (occlusion par sphinctérisation); les autres arrivant au même but en produisant des valvules dans le canal lui-même (occlusion par valvulation).

La sphinctérisation comprend divers procédés. Elle peut être osseuse, lorsque l'occlusion s'obtient en faisant suivre à la fistule un trajet intercostal (Hahn, Ceccherelli, Heusner); elle est musculaire, lorsque c'est le muscle grand droit de l'abdomen qui est traversé par le canal nouveau et chargé de sa fermeture (Girard, Von Hacker, Jaboulay) ou lorsque les fibres lisses de l'estomac doivent former un anneau contractile (Golding-Bird, Fischer, Terrier).

La valvulation s'obtient aussi de diverses façons. Les uns font suivre à la paroi stomacale un trajet long et coudé au-dessous de la peau, tantôt vertical (Sabaneef, Linder, Frank, Villar, Kocher), tantôt horizontal (Jaboulay, Hartmann); le trajet devient péritonéal avec quelques chirurgiens (Léonard Bidwell, Schwartz); d'autres créent un trajet oblique sur la paroi stomacale (Witzel) ou bien entre la musculeuse et la muqueuse, celle-ci venant s'appliquer automatiquement sur le trajet d'une façon d'autant plus forte que la pression est plus grande dans l'estomac (Marwedel, Fischer, Schnitzler, Barozzi). Citons encore, parmi les procédés du même groupe, ceux qui tordent sur lui-même le trajet dans sa portion stomacale ou le plissent en bourse

(Ullmann, Stamm, Senn, Von Noorden, Greig Smith) et ceux qui, invaginant sur elle-même toute l'épaisseur de la paroi gastrique (Kader, Fontan, Helferich), ou la muqueuse seule (Pénières, Forgue), obtiennent une véritable valvule.

Nous verrons plus tard quels sont, parmi ces nombreux procédés, ceux qui méritent d'être conseillés.

Nous avons dit, dans notre définition, que la gastrostomie ne servait pas qu'à alimenter les malades, mais qu'elle pouvait encore ouvrir la voie pour attaquer et guérir certains rétrécissements non cancéreux de l'œsophage. Von Bergmann, Schaltaüer, Hjort, Socin, Maydl, Albert, Laüenstein, etc., obtinrent ainsi des guérisons par le catéthérisme rétrograde ou par l'électrolyse. En 1893, H. Krüger citait à lui seul onze observations de ce genre. Cette dilatation par la voie gastrique a été jusqu'ici employée presque uniquement à l'étranger, surtout en Allemagne.

Telles sont les diverses phases par lesquelles a passé la gastrostomie. Ce sont elles surtout que nous avons tenu à indiquer, plutôt que de colliger les nombreux travaux qui ont été faits sur la question. Cependant nous devons citer, comme nous ayant été fort utiles pour la rédaction de ce travail, le mémoire inédit de Ch. Guérin (1) que l'auteur a bien voulu nous communiquer, la thèse récente de Barozzi et l'ouvrage de Terrier et Hartmann (2).

(1) Guérin (Ch.). *La gastrostomie et ses résultats dans le rétrécissement de l'œsophage.* Mémoire présenté au concours des internes de Montpellier, 1896. Inédit.

(2) Terrier et Hartmann. *La chirurgie de l'estomac.* Paris, 1899.

II. — INDICATIONS, CONTRE-INDICATIONS

Il est encore classique aujourd'hui de dire que la gastrostomie est indiquée toutes les fois qu'il existe dans l'œsophage un obstacle rendant l'alimentation impossible. Ce serait une opération palliative pour les sténoses simples ou cancéreuses, mais infranchissables, de l'œsophage. Tel est le principe néfaste qui a fait pendant longtemps considérer la gastrostomie comme une opération très grave. La plus légère intervention n'est-elle pas presque toujours fatale chez un moribond ?

Aussi, croyons-nous qu'on ne doit plus attacher d'importance, comme le voulait Prengrueber, au signe de la soif.

Il est plus nécessaire de répondre à la question suivante : l'obstacle œsophagien est-il simple ou est-il cancéreux?

Les indications opératoires sont, en effet, différentes dans les deux cas, ainsi que nous allons le voir.

1° La gastrostomie dans le cancer de l'œsophage. — Nous sommes, dans ce cas, absolument convaincu de l'indication de la gastrostomie précoce (1). « La gastrostomie, dit Barozzi, devrait être pratiquée dans le plus bref délai possible, après que le dia-

(1) On appelle *gastrostomie précoce ou préventive* celle qui se fait avant que le rétrécissement soit assez serré pour causer une dysphagie notable. La *gastrostomie tardive ou de nécessité* est pratiquée pour nourrir un malade qui n'avale plus, par suite du degré avancé de sa sténose œsophagienne.

gnostic de cancer de l'œsophage aura été posé d'une manière catégorique *et sans qu'il soit tenu aucun compte du degré de la dysphagie* : c'est dans ces conditions que je comprends une intervention précoce, capable d'assurer à l'opéré une survie de longue durée. »

Tout récemment, H. Hartmann nous écrivait à ce sujet : « Je conseille de faire la gastrostomie précoce, comme succédané de la gastropexie, la bouche continente n'ayant aucun inconvénient et pouvant être laissée sans usage jusqu'au jour où l'on en a besoin pour l'alimentation. Le malade, pendant tout ce temps, s'est trouvé comme un gastropexié et, lorsqu'on doit recourir à une voie artificielle, au lieu d'être obligé de créer plus ou moins irrégulièrement un orifice, on se trouve en présence d'un canal bien formé, bien cicatrisé. »

En Allemagne, presque tous les chirurgiens sont d'accord avec Mikulicz et Kocher pour intervenir le plus tôt possible.

En France, beaucoup d'opérateurs sont encore convaincus qu'on ne doit faire la gastrostomie que lorsque la dysphagie est déjà fort avancée. « Nous ne sommes pas plus partisan de la gastrostomie préventive, dit Gangolphe (1), que de toute autre méthode de traitement, tant que le malade peut s'alimenter d'une façon suffisante », et plus loin, parlant d'une malade de son service, ne dit-il pas : « Mais je suis bien décidé à la gastrostomie du moment où l'alimentation sera devenue impossible ».

(1) Gangolphe, *Traité de chirurgie clinique et opératoire* de Le Dentu et Delbet, t. VI.

Cependant, déjà en 1883, Lucas Championnière insistait à la Société de chirugie pour que la gastrostomie soit pratiquée plus tôt qu'on ne le fait le plus souvent; de même, Nicaise, à l'Académie de Médecine, en 1888. Plus récemment, Terrier, Poncet, Forgue et Reclus se déclaraient nettement partisans de la gastrostomie précoce.

Telle est aussi la pratique de Duncan, en Angleterre, et de Ceccherelli, en Italie.

Pour bien mettre en évidence les avantages qui existent au point de vue opératoire dans une intervention précoce, nous citerons les chiffres de deux statistiques.

Zésas, en 1885, c'est-à-dire à une époque où la gastrostomie se faisait presque toujours *in extremis*, trouve une mortalité de 86 °/₀ (1), tandis que Mikulicz, qui opère au plus tôt, n'a que 17 °/₀ de décès opératoires. Or, comme le fait observer Barozzi, ce n'est pas d'infection que meurent les gastrostomisés, mais de shock ou d'épuisement et, même s'ils ont la force de survivre quelques jours, leur état cachectique bien souvent ne leur permet pas de profiter de la survie que semblait leur promettre l'opération.

Il est remarquable de constater combien est bénigne la gastrostomie, lorsqu'elle est faite chez des malades encore vigoureux. Il n'y a pas de shock

(1) Si l'on ne tient compte que des 103 cas postérieurs à celui de Sydney Jones, c'est-à-dire postérieurs à l'emploi de la méthode antiseptique, on trouve encore une mortalité de 65 0/0. On comprend, après de tels chiffres, l'anathème jeté par Lagrange : « La gastrostomie doit être bannie de la thérapeutique des cancers de l'œsophage ».

opératoire et l'on a vu certains d'entre eux, opérés dans ces conditions, se lever dès le troisième jour.

Ce n'est pas seulement parce que la gastrostomie préventive est moins grave, et qu'en permettant de nourrir les malades elle leur donne une plus longue survie, que nous conseillons l'opération précoce. Elle a encore d'autres avantages au point de vue local.

Tout d'abord, elle met le néoplasme au repos. Le cancer n'est plus irrité journellement par le passage des matières alimentaires dont une partie, séjournant à son niveau, provoque des infections secondaires qui activent son évolution. Aussi, est-il de règle de voir cesser le spasme de l'œsophage — spasme réflexe — dès que la gastrostomie est pratiquée. Tel malade, dont le canal alimentaire était imperméable la veille de l'opération, déglutit non seulement les liquides, mais même quelquefois des solides les jours suivants, l'organe étant au repos. Il est vrai que le spasme reparaît dès que le malade recommence à s'alimenter par la bouche. Ce spasme réflexe et le rôle qu'il joue dans les rétrécissements œsophagiens a été bien mis en lumière, dans une communication de Demons (1). Il est incontestable qu'en supprimant l'irritation on fait disparaître le réflexe et l'on enraye l'évolution du néoplasme lui-même. Nicaise, Terrier, Poncet, Schwartz, Michaux, Quénu, Linder, etc., ont insisté sur ce point.

En résumé, nous dirons donc qu'en faveur de la gastrostomie précoce militent les arguments suivants :

(1) Demons. *Congrès français de chirurgie*, octobre 1895.

1° L'opération est beaucoup moins grave qu'à une période plus avancée.

2° En permettant de toujours nourrir le malade, elle l'empêche de se cachectiser par inanition et, par suite, le rend plus résistant à l'infection cancéreuse.

3° En mettant l'œsophage au repos, elle évite les causes d'irritation mécanique ou inflammatoire et enraye la marche du cancer.

Voyons maintenant si les autres méthodes de traitement du rétrécissement cancéreux donnent des résultats comparables.

J'élimine de suite les *catéthérismes répétés* et l'*œsophagotomie interne.* Ce sont des moyens insuffisants et dangereux. Je n'ai jamais passé une bougie dans un œsophage cancéreux sans trembler, car j'ai vu, même entre les mains des meilleurs maîtres, ce traitement, bénin en apparence, donner lieu à des accidents mortels. Quant à l'œsophagotomie interne, elle donne 54,5 0/0 de mortalité (Schultz) et les partisans les plus convaincus de la méthode ont trouvé un tiers des cas terminés par la mort.

La *sonde à demeure* est moins grave que les catéthérismes répétés et permet d'alimenter le malade, mais c'est pour le malheureux un vrai supplice que le port de cet instrument; la salive, ne pouvant être déglutie dans l'estomac, s'écoule incessamment ou doit être crachée à chaque instant; enfin l'appareil, appuyant d'une façon permanente au niveau du cricoïde, amène souvent en ce point une ulcération. Mais, même lorsque, comme chez les malades de Krishaber, Verneuil, Kirmisson, etc., on a réussi à faire tolérer la sonde pendant des mois et même une année, il faut penser que le contact permanent du corps étranger irrite le néoplasme et active son évolution.

L'emploi de la sonde courte, n'occupant que le point rétréci de l'œsophage, est une méthode meilleure, surtout avec les appareils les plus récents, celui de Bert, par exemple. Le malade goûte ses aliments, avale sa salive et se nourrit. On a reproché à l'*œsophago-tubage* la difficulté de l'introduction, la rupture des fils pendant l'extraction, l'obturation possible du tube et surtout l'irritation qu'il cause au niveau du cancer. Cette dernière objection nous semble sérieuse, bien que Leyden et Renvers aient prétendu, au contraire, que l'appareil protégeait le néoplasme contre le frottement du bol alimentaire. Les critiques de Kirmisson nous semblent plus justes.

A son avis, au-dessus du tube et, surtout entre lui et la paroi œsophagienne, il passe de la salive et des parcelles alimentaires qui s'arrêtent, fermentent et irritent la région qu'elles infectent. Il peut en résulter des accidents sérieux ou tout au moins un coup de fouet pour l'évolution du mal. Aussi la méthode est-elle contre-indiquée, même par ceux qui l'ont prônée, dans les formes molles, saignantes ou douloureuses. Autre objection : tôt ou tard le tube se bouche et le néoplasme se développe au-dessus ou au-dessous de lui ; il faut bien alors recourir à la gastrostomie.

Lorsque le cancer siège à la partie supérieure de l'œsophage, l'*œsophagectomie* paraît être l'intervention de choix ; c'est une opération curative et non plus une opération palliative, comme la gastrostomie. Dès

1871, Billroth avait prouvé la possibilité d'extirper une portion d'œsophage sur le chien et, en 1877, Czerny enlevait à une femme six centimètres de ce conduit atteint de cancer. Cinq mois après, sa malade n'avait pas de récidive. Malheureusement, les opérateurs qui l'imitèrent n'eurent pas d'aussi beaux résultats et, sur 12 opérations rapportées par Bohmer, il n'y eut que 4 survies de 3 à 12 mois. Cependant toutes ces observations appartiennent à des maîtres incontestés. C'est qu'il s'agit d'une opération grave par les délabrements qu'elle nécessite. L'un extirpe le corps thyroïde, sectionne les nerfs laryngés et enlève le larynx (Iversen). L'autre excise le lobe droit d'un petit goitre, le larynx et de nombreux ganglions (Roux).

Que devient la vie de l'opéré après pareille intervention, en supposant qu'il survive? Car, outre le shock opératoire, il peut survenir des complications qui emportent le malade. Von Bergmann perdit son opéré de médiastinite et de pneumonie infectieuse au 5e jour; celui de Langenbeck mourut de phlegmon cervical au 18e jour. Opérer dans ces conditions, c'est faire de la médecine opératoire ; ce n'est pas faire de la chirurgie.

Peut-être un jour, la technique devenant meilleure, la gravité opératoire sera-t-elle moindre. L'œsophagectomie serait alors l'opération à conseiller pour les cancers haut situés.

Jusque-là, la gastrostomie restera l'intervention de choix. Sa seule contre-indication sera l'état précaire du malade, rendant la survie illusoire et l'opération dangereuse. Rupprecht gastrostomisa un homme de

52 ans pour un cancer de l'œsophage compliqué de paralysie des cordes vocales, de fistule trachéo-œsophagienne et de pleurésie purulente gauche ; la mort survint aussitôt après l'opération. Si le malade avait survécu, de combien de jours son existence eût-elle été prolongée ? Donc le mauvais état général, s'accompagnant de généralisations graves, sera une contre-indication formelle.

Mais nous croyons, avec Barozzi, que si l'envahissement de l'organisme n'est indiqué que par la présence de quelques ganglions cancéreux, l'intervention est encore légitime, car le malade est plus menacé de mourir de faim que de la généralisation de son néoplasme.

On a dit aussi que les lésions avancées du cœur, des poumons, des reins et du foie, le diabète, l'albuminurie, contre-indiquaient la gastrostomie. Là encore, à notre avis, cela dépend de l'état plus ou moins sérieux de ces complications.

Il en est de même de l'âge avancé, dont on a voulu faire une cause d'abstention. Un malade de Routier, âgé de 71 ans, était très affaibli au moment de l'opération. Les liquides eux-mêmes ne passaient plus et, depuis 2 jours, il ne se soutenait que par des lavements nutritifs. Il fut amélioré par l'opération et vécut 32 jours. Un opéré de Nicaise avait 75 ans, sa dysphagie datait de 18 mois et son rétrécissement, devenu infranchissable, rendait l'alimentation impossible. Il obtint, grâce à la gastrostomie, une survie de 5 mois et 10 jours. Allingham a publié, dans la *Lancet* de 1895, l'observation d'un homme de 67 ans qui vivait encore huit mois après une gastrostomie.

2° La gastrostomie dans le rétrécissement non cancéreux de l'œsophage. — Les indications de la gastrostomie sont absolument différentes dans les rétrécissements simples. Ici, on ne se pressera pas d'opérer, car, pour qu'on soit autorisé à ouvrir l'estomac, il faut que la sténose soit imperméable aux sondes. La dilatation progressive est, en effet, bien préférable et c'est à elle qu'on devra avoir recours d'abord. Faites plusieurs tentatives de cathétérisme. Essayez avec les bougies fines en baleine de Collin ou celles de Bouchard; courbez-les même en baïonnette, ainsi que le conseille Forgue, comme on le fait parfois pour les rétrécissements de l'urètre. Si vous franchissez l'obstacle, ayez recours à la dilatation. C'est la méthode de choix.

Mais, si vos tentatives ont été vaines parce que la sténose est très marquée, ou parce que le rétrécissement est mal centré, pratiquez la bouche stomacale. L'opération n'aura pas pour but unique d'empêcher votre malade de mourir de faim, mais encore, en faisant cesser le spasme, elle vous permettra de franchir l'obstacle, imperméable avant l'intervention. Celle-ci n'est plus, dans ce cas, un palliatif de la maladie, mais elle devient le premier temps de la méthode curative de choix, de la dilatation par les voies naturelles, que vous devez toujours tenter. Vous n'y réussirez pas toujours. Chez un de nos opérés, les tentatives de catéthérisme furent aussi vaines après l'opération qu'elles l'avaient été avant.

La gastrostomie devient alors une intervention palliative qui permet d'alimenter les malades et de prolonger leur vie, non plus pour quelques semaines ou quelques mois, comme lorsqu'il s'agissait de sténose cancéreuse, mais d'une façon pour ainsi dire indéfinie.

Un malade de Ch. Monod, opéré en novembre 1891, était en parfait état en novembre 1894.

La malade de Bryant put se marier et accoucha trois ans après sa gastrostomie.

Le gastrostomisé de de Cérenville, amené mourant à l'hôpital de Lausanne, était, huit mois après, concierge du professeur Herzen.

Le malade que Fontan présentait au Congrès de chirurgie d'octobre 1896, comme opéré depuis 15 mois, vit encore aujourd'hui, c'est-à-dire plus de 4 ans après l'opération, et fait du service actif dans la marine.

Nous avons dit précédemment qu'après la gastrostomie, le spasme œsophagien venant à cesser, on pouvait obtenir la guérison par la dilatation progressive au moyen de bougies passées par la bouche. Mais la gastrostomie permet aussi, dans les rétrécissements infranchissables situés près du cardia, d'obtenir la guérison par la divulsion de la sténose ou par le *cathétérisme rétrograde* (1). Cette méthode de

(1) Le cathétérisme rétrograde a été employé quelquefois contre le rétrécissement cancéreux de l'œsophage, mais sans donner de bien bons résultats. Cependant, d'après Krüger, un opéré de Hoffa obtint par ce moyen une amélioration. Cinq jours après la gastrostomie, une petite sonde franchissait le rétrécissement à travers le cardia et, après 4 jours, on l'alimentait avec une canule de Leyden. Un tel résultat semble dû à la cessation du spasme, plutôt qu'au cathétérisme rétrograde, car le malade mourait après trois semaines.

traitement est peu connue en France, c'est pour cela que nous y insistons. Elle semble pourtant avoir donné de bons résultats en Allemagne, si l'on en juge par l'intéressant mémoire de Gisslen, sur le cathéthérisme rétrograde de l'œsophage.

C'est Schattauer qui obtint le premier, en 1883 (1), la guérison d'un rétrécissement par la voie stomacale, chez une fillette de 12 ans. Il introduisit d'abord une bougie filiforme, qu'il laissa une heure. Après quelques semaines, il pouvait franchir l'obstacle, par la fistule, avec une bougie de 5 millimètres et, grâce à celle-ci, il passait une sonde par la bouche. Il obtenait dès lors, en quelques jours, une dilatation de 8 millimètres, qui permettait de reprendre l'alimentation buccale. Malgré ce résultat, la malade conservait sa fistule ; celle-ci était simplement obturée par une pelote.

A la même époque, Von Bergmann obtenait mieux encore. Il faisait une gastrostomie large pour pouvoir examiner le cardia et y placer de l'éponge préparée ; puis, après avoir rétabli de bas en haut, par le cathéthérisme, la perméabilité de l'œsophage, il refermait la fistule, trois mois après l'opération, sur la demande expresse de la malade.

Hjort, ayant franchi le rétrécissement par l'estomac, en profite pour pratiquer l'électrolyse. Après deux séances de ce traitement, son malade, au douzième jour, avale facilement des aliments solides.

(1) L'observation de Schattauer ne parut qu'en 1884, dans le *Centralbl. f. Chirurg.* Le cathéthérisme rétrograde avait été tenté par Trendelenburg en 1877.

Socin eut recours à une méthode analogue. Il réussit à faire avaler à sa malade un fil muni à son extrémité d'un grain de plomb destiné à franchir l'obstacle par son propre poids et, grâce à ce nouveau fil d'Ariane, qu'il avait pu saisir par la fistule, il réussit à faire passer de bas en haut, au niveau du rétrécissement, des cordes à violon. Celles-ci, en se gonflant, dilatèrent assez la sténose pour qu'on put bientôt introduire des bougies de plus en plus grosses et fermer la fistule.

Kraske a rapporté lui aussi un fait intéressant. Après des catéthérismes répétés par la bouche, les plus fins instruments ne franchissaient plus que difficilement la sténose. Il passa un fil de soie avec un fort nœud, ce dernier se trouvant au niveau de l'œil d'une sonde creuse fine. Celle-ci était introduite jusqu'à la sténose; puis, y injectant de l'eau sous une certaine pression, il chassait le nœud à l'extérieur. Le nœud étant fixé dans le rétrécissement, il retirait la sonde. Après quelques jours, sous l'influence de l'ingestion de liquides, le nœud passait à travers la sténose, jusque dans l'estomac. Mais il fut difficile de le faire sortir par l'orifice de la gastrostomie ou de le cueillir avec des pinces. Kraske introduisit alors, à travers la fistule gastrique, un petit tube de verre et l'estomac fut distendu de liquide avec un irrigateur. Il se produisit un courant dû à la pression du liquide injecté et l'extrémité du fil reflua à l'extérieur.

Depuis, d'autres chirurgiens obtinrent, par la voie stomacale, la guérison du rétrécissement. Nous citerons, à ce sujet, les observations de Maydl, de

Moullin, de Roux, de Petersen, de Frank (Kendal), de Murray, de Woolsey, etc. (1).

Nous ne parlerons que pour mémoire de la divulsion du cardia de Loreta, applicable aux rétrécissements situés très bas. L'opération se fait bien par la voie stomacale; mais, comme Loreta referme la plaie après la divulsion, il s'agit d'une gastrotomie et non d'une gastrostomie.

Il en est de même de l'*œsophagotomie dite à la ficelle* de Abbe. La méthode consiste à passer un fil par la bouche et la plaie stomacale et à scier la stricture par un mouvement de va-et-vient. C'est une méthode aveugle, qu'on ne saurait conseiller.

Comme pour le cancer, il nous reste à examiner, pour le rétrécissement simple de l'œsophage, la valeur des autres méthodes de traitement comparativement à la gastrostomie.

Nous avons déjà dit ce que nous pensions de la *dilatation progressive avec les bougies*. C'est la méthode de choix et c'est à elle qu'on devra avoir recours toutes les fois que le rétrécissement est perméable. Cependant exceptionnellement, même dans ce dernier cas, on sera autorisé à faire la gastrostomie, si les cathétérismes provoquent des douleurs très vives, ainsi que c'est arrivé quelquefois.

(1) Le cathétérisme rétrograde de l'œsophage est souvent difficile à faire. J. Mayo dut y renoncer, après 5 semaines d'attente. D'autres n'y parvinrent qu'après plusieurs essais infructueux (Hjort, Camponotto, Terrillon, Gerster, etc.). Malgré la difficulté de la méthode, on doit la conseiller. Elle donne souvent un très bon résultat, puisque, dans presque tous les cas, on a pu refermer la fistule, après guérison. Voyez à propos du cathétérisme rétrograde de l'œsophage les *Leçons de Clinique chirurgicale de l'Hôtel-Dieu*, de Pierre Delbet, Paris, 1899.

Cette indication de la dilatation progressive nous explique le petit nombre d'observations dans lesquelles la gastrostomie a été faite pour les sténoses simples de l'œsophage. Si nous nous reportons, par exemple, à la statistique de Ch. Guérin, nous trouvons sur 128 opérations : 89 rétrécissements cancéreux, 21 rétrécissements cicatriciels, 2 divers (compression et diverticules) et 16 cas de dysphagie de cause inconnue, soit 1 cicatriciel contre 4 cancéreux.

Si le rétrécissement est réellement infranchissable, la gastrostomie a l'avantage d'être une opération bénigne et de permettre le traitement par la dilatation, en faisant cesser le spasme.

Le cathétérisme forcé est aujourd'hui unanimement rejeté.

Comme pour le cancer, l'*œsophagotomie interne* reste une opération grave. Il en est de même de l'*œsophagotomie externe*.

On pourrait être tenté par l'*œsophagostomie* pratiquée au-dessous du rétrécissement. Par la nouvelle bouche, il est possible de nourrir le malade et de dilater le point rétréci du conduit. Il existe à une pareille intervention une série d'objections sérieuses qui lui sont applicables aussi bien lorsqu'elle est faite pour un cancer que pour un rétrécissement simple. D'abord, c'est une opération grave, puisque, d'après Forgue et Reclus, elle donne une mortalité de 80 0/0. Il est vrai qu'elle n'a encore été pratiquée que très rarement (Bryck, Horsy, Nicoladoni, Stultgaard et Zencker). On connaît aussi l'observation citée par Tarenget d'une religieuse qui fut nourrie pendant 16 mois par une bouche œsophagienne. Réussirait-on à améliorer la technique et à rendre l'œsophagostomie aussi bénigne que la gastrostomie, qu'on devrait se demander si, au point de vue pratique, pour la commodité de l'alimentation et la coquetterie du malade, il ne vaut pas mieux opérer sur l'estomac. Enfin, lorsqu'il s'agit de rétrécissement cicatriciel, on n'est jamais sûr, avant d'avoir opéré, qu'il n'y aura pas un autre point infranchissable au-dessous de la bouche œsophagienne (1). Ces sténoses, en effet, sont le plus souvent multiples et l'orifice le plus étroit est le plus inférieur.

Enfin, d'après les travaux de Bœckel, de Nasiloff, de Quénu et de Hartmann, il semblerait possible d'aborder l'œsophage par la partie postérieure du thorax. Mais il est douteux qu'on puisse jamais attirer vers la peau l'œsophage adhérent à l'aorte et à la bifurcation de la trachée par les muscles décrits par Hyrtl, quel que soit d'ailleurs le côté par lequel on aborde le conduit : côté gauche (Quénu et Hartmann), côté droit (Demosthen, Potarca). Réussirait-on, qu'il serait bien incommode pour le malade d'avoir sa bouche dans le dos!

(1) Clutton, chez une fillette de 4 ans qui, après avoir dégluti de la soude caustique, avait un rétrécissement infranchissable de l'œsophage, incise ce conduit par le cou. Mais l'obstacle étant beaucoup plus bas, il dut refermer la plaie œsophagienne. Il pratiqua, dans la même séance, la gastropexie et, cinq jours après, il ouvrit l'estomac. Quatre mois après l'opération, l'œsophage se laissait franchir et, au bout de huit mois, la fistule put être refermée. (*Brit. Med. Journ.*, 1892.)

Allingham, pour un cancer de l'œsophage, eut aussi un échec par cette méthode. Sa malade, âgée de 53 ans, subit d'abord l'œsophagostomie; mais l'opérateur s'étant aperçu que, par cette voie, on ne pouvait faire passer les liquides dans l'estomac, fit la gastrostomie et l'opérée survécut deux mois. (*Lancet*, 1895.)

Demons a donné un précepte très sage en conseillant de faire la gastrostomie (1) lorsque, après plusieurs tentatives prudentes, un rétrécissement cicatriciel est reconnu infranchissable ou très serré ou rebelle à la dilatation.

Dans tous les autres cas, on aura recours à la dilatation.

3° La gastrostomie en dehors des rétrécissements cicatriciels ou cancéreux. — La gastrostomie peut encore trouver ses indications en dehors des rétrécissements cicatriciels ou cancéreux, mais d'une façon beaucoup plus exceptionnelle. C'est ainsi, par exemple, que, dans les cas d'*absence partielle de l'œsophage ou de malformations congénitales* empêchant les nouveau-nés de se nourrir, on est autorisé à tenter cette opération, malgré sa gravité à cette époque de la vie. Ces malformations ne sont pas si exceptionnelles qu'on pourrait le croire. Déjà Tarnier en rapportait une douzaine de cas en 1866 pour lesquels il proposait déjà la gastrostomie. Depuis on en a signalé d'autres encore : Luschka, Annandale, Périer, Régnier, Vincent, Duval et de Herné, Lefour, etc.

L'opération conviendrait aussi aux *fistules trachéo-*

(1) Contre le spasme de l'œsophage et pour faciliter le passage de la sonde, on a proposé la gastropexie. Cette opération n'est pas plus bénigne que la gastrostomie et n'offre pas les mêmes avantages. S'agit-il d'un cancer? Elle ne met pas celui-ci à l'abri de l'irritation causée par le passage des aliments. Le rétrécissement est-il fibreux et infranchissable? Il ne permet pas, cas d'imperméabilité après l'opération, ni de tenter le cathétérisme rétrograde, ni de nourrir le malade.

œsophagiennes, pour empêcher le passage des aliments dans les voies respiratoires. Grandou, a présenté à la Société anatomique, en 1891, un fœtus né à terme et ayant vécu 7 jours avec une oblitération de la partie moyenne de l'œsophage. Le bout supérieur se terminait par une dilatation en cul-de-sac et le bout inférieur s'ouvrait dans la trachée à sa partie supérieure. A. Broca fit justement remarquer que, comme c'est la règle en pareil cas, la survie avait été assez longue pour que l'enfant eût pu subir utilement une gastrostomie, d'autant mieux que la communication trachéale, portant sur le bout inférieur et non sur le bout supérieur, le poumon se trouvait à l'abri de la déglutition de la salive.

Funck Brentano, en 1894, a rapporté un fait analogue à la même Société.

L'opération est logique pour ces malformations. Néanmoins, nous n'avons trouvé aucune observation dans laquelle elle a été pratiquée.

La gastrostomie a encore été faite lorsqu'une *poche diverticulaire* siégeant sur l'œsophage empêche le malade de se nourrir. Whitehead en a rapporté une observation intéressante dans la *Lancet* de janvier 1891. Sa malade, une femme de 49 ans, souffrait depuis 8 ans de dysphagie progressive. Elle n'avait eu ni syphilis, ni traumatisme et l'on avait porté le diagnostic de cancer. Aussi, la déglutition étant devenue presque impossible et la mort d'inanition étant menaçante, Whitehead l'opéra, malgré son état de faiblesse, le 17 novembre 1882. L'amélioration fut rapide et elle vécut encore 5 ans et 2 mois. C'était un diverticule œsophagien qui formait une grosse poche comprimant l'œsophage. Il s'agissait ici d'une erreur de diagnostic. Mais, même dans le cas de poche diverticulaire reconnue pendant la vie, on est autorisé à tenter la gastrostomie.

Le diverticule siège-t-il dans la région cervicale? König conseille d'ouvrir l'estomac d'abord, puis d'extirper la poche œsophagienne. Après que la plaie du cou est guérie, on referme la fistule stomacale, pourvu que l'œsophage ait son calibre normal.

Si la poche s'est produite dans la région thoracique, elle est à peu près inabordable chirurgicalement et la gastrostomie s'impose pour nourrir le malade.

Exceptionnellement, on a encore été conduit à ouvrir l'estomac pour *compression de l'œsophage par une tumeur du voisinage.* Nové-Josserand rapporte l'observation d'un mineur de 57 ans qui fut gastrostomisé par Poncet pour un ganglion cancéreux qui comprimait l'œsophage et provoquait du spasme œsophagien. Le malade mourut d'une péritonite par perforation due à l'ulcération d'un cancer primitif du pylore. Segond, cité par Trélat (1), fit de même dans un cas semblable.

La gastrostomie trouve rarement son indication lorsqu'il s'agit de *tumeurs bénignes faisant saillie à l'intérieur du canal œsophagien.* Nous en avons trouvé pourtant une observation de Laplace dans les comptes rendus du Congrès médical pan-américain de 1893. Le malade avait toujours joui d'une excellente santé, lorsqu'il fut pris de troubles de la déglutition, de

(1) TRÉLAT. *Gaz. des hôpitaux*, 9 septembre 1886.

dysphagie et bientôt n'avala plus rien. L'œsophage était infranchissable à la sonde. Laplace fit la gastrostomie. Au bout de quelque temps, le malade avalait de nouveau très bien sa nourriture. On referma la fistule, mais, en examinant l'estomac, on constata la présence d'un polype qui avait dû se pédiculiser.

Lorsque, *à la suite d'une brûlure de l'œsophage*, il survient une dysphagie notable, on est en droit de pratiquer la gastrostomie pour mettre le conduit au repos et éviter les complications inflammatoires. Orillard a rapporté, en 1894, un cas de ce genre à la Société anatomique.

Gangolphe a présenté en 1895, à la Société des Sciences médicales de Lyon, l'observation d'une femme *qui avait avalé un dentier*. Celui-ci s'était arrêté dans l'œsophage, à 25 centimètres des arcades dentaires, et il en était résulté une perforation de la bronche gauche. Avant de tenter l'extraction du corps étranger, qu'il estimait devoir être des plus difficiles, le chirurgien lyonnais fit d'abord une gastrostomie pour assurer l'alimentation de la malade. Mais il ne put extraire le dentier, une hémorragie mortelle, due à la lésion d'un vaisseau par ce corps étranger, ayant causé la mort de cette femme.

On peut encore avoir recours à la gastrostomie pour le traitement de certaines affections du pylore.

Nous ne parlerons pas de *la divulsion digitale du pylore rétréci* qu'a faite Loreta. Il pratique plutôt la gastrostomie, puisque, le plus souvent, il recoud l'estomac aussitôt après. Bond cependant, en 1896, fit la gastrostomie, pour dilater un pylore rétréci. La fistule étant large, il eut recours pour l'oblitérer à un obturateur spécial.

Bernays, en 1887, a proposé pour les cancers inopérables du pylore de pratiquer *la gastrostomie pour faire des curettages répétés* du néoplasme. Dans les deux observations qu'il a publiées, les résultats furent encourageants. La gastrostomie est ici facile, car l'estomac est dilaté et, si la fistule n'était pas continente, le suc gastrique des cancéreux étant peu actif, la plaie aurait peu de chance d'être digérée.

III. — CONSIDÉRATIONS ANATOMIQUES

Il est bien difficile de donner les rapports exacts d'un organe d'un volume aussi variable que l'estomac. Même en dehors de l'état pathologique, il change tellement d'un sujet à l'autre que, chez un adulte normal, sa capacité peut aller de 600 à 2.000 centimètres cubes, d'après les traités d'anatomie classiques.

L'estomac occupe l'hypochondre droit et aussi en partie l'épigastre.

Avant d'aborder ses rapports avec la paroi abdominale, il importe de voir quel est l'aspect de la région que nous devrons inciser pour l'atteindre.

Lorsqu'on examine un adulte vigoureux, n'ayant pas un embonpoint trop considérable, on voit qu'il existe très nettement une échancrure saillante, ouverte en bas, à sommet correspondant à l'appendice xiphoïde, formée par le rebord costal du thorax.

Cette limite inférieure du thorax n'offre pas chez tous les sujets la même configuration. Chez les uns, l'angle est très aigu; chez les autres, au contraire, il s'élargit notablement au point d'atteindre l'angle droit. A ces deux types se rapportent la statue antique d'Antinoüs pour la première variété, celle de Germanicus pour la deuxième. Il y a donc des thorax larges, moyens et étroits; Larger a démontré que les rapports du foie avec les côtes diffèrent selon le type auquel on a affaire. Nous y reviendrons.

Signalons encore, dans cette région, la dépression médiane verticale, allant de l'appendice xiphoïde à l'ombilic, causé par l'écartement des faisceaux du muscle droit en haut, et le sillon latéral produit sur le bord externe de ce même muscle droit par la saillie de celui-ci.

Tous ces points sont importants à connaître ainsi que nous le verrons plus tard.

Comment tracerons-nous sur la paroi abdominale et thoracique la projection de l'estomac?

Le point le plus haut atteint le bord supérieur de la 5e côte gauche (souvent même le 4e espace intercostal) en dedans de la verticale passant par le mamelon.

Les rapports de l'estomac (fig. 1) avec la cage thoracique, depuis surtout qu'on a essayé de l'aborder par cette voie, méritent d'être précisés : la portion hypocondriaque de la paroi antérieure de l'estomac est recouverte et croisée par les cartilages des 5e, 6e, 7e, 8e et 9e côtes gauches et les espaces qu'ils limitent, dont la largeur diminue de haut en bas. Du 4e espace intercostal jusqu'au cartilage de la 6e côte, quelquefois jusqu'au milieu du 6e espace intercostal, la paroi stomacale est séparée de la cage thoracique par le sinus costo-diaphragmatique antérieur dans lequel s'insinuent un cul-de-sac pleural et un prolongement du poumon gauche. Le cul-de-sac pleural descend encore plus bas; il passe derrière le milieu du cartilage de la 7e côte, puis derrière le 6e espace intercostal et l'extrémité antérieure de la 8e côte. Ainsi, le segment de la paroi antérieure de l'estomac situé au-dessus d'une ligne passant obliquement en bas, en dehors et à gauche, parallèle et sous-jacente au bord inférieur du cartilage de la 8e côte, est séparé de la cage thoracique par le cul-de-sac pleural, en bas; par lui et le poumon plus haut. Le segment sous-jacent, au contraire, n'est séparé de cette cage que par les digitations des muscles cités (1).

Le point le plus inférieur se détermine en unissant la partie la plus basse des dixièmes côtes gauche et droite. Il se trouve au voisinage de la ligne médiane. Ce point correspond à trois travers de doigt au-dessus de l'ombilic. Mais ce dernier repère est moins fixe que celui que fournit le squelette.

Le cardia, qui est la partie fixe de l'estomac, est profondément situé, loin de la paroi antérieure, juste devant le pilier gauche. Il se projette sur l'articulation condro-sternale du 7e arc costal, qu'il déborde légèrement en haut et en bas.

Le pylore, plus mobile, est souvent profond et séparé de la paroi par le foie. Il est sur le prolon-

(1) Jonnesco, in Traité d'Anatomie de Poirier.

gement de la ligne qui limite le bord droit du sternum, à 9 ou 10 centimètres au-dessus de l'ombilic.

Le bord droit (petite courbure) comprend deux portions. La première, verticale, part du cardia et descend jusqu'à trois forts travers de doigt au-dessous de la pointe du sternum; la deuxième, horizontale, part de ce point et se dirige vers le pylore.

En unissant le point le plus élevé de l'estomac au point le plus inférieur par une ligne fortement convexe à gauche, on délimite le bord gauche, fort variable d'ailleurs (grande courbure).

On peut, avec les repères indiqués, tracer la projection de l'estomac sur les parois. On voit que cet organe comprend deux parties, l'une, moins volumineuse, contenue dans le thorax squelettique au-dessous du diaphragme, l'autre, la plus importante, abdominale. Cette dernière elle-même comprend une portion cachée sous le foie (portion hépatique); l'autre, au contraire, située contre la paroi abdominale (portion abdomino-pariétale). Celle-ci, la plus intéressante pour le chirurgien, est superficielle et n'est séparée, par aucun organe, de la paroi elle-même. Elle correspond au triangle connu sous le nom d' « aire de Labbé ». Il est limité à gauche par le rebord thoracique inférieur; à droite par le bord tranchant du foie; en bas, par une ligne passant, à droite et à gauche, par le petit ligament qui unit les cartilages des 10e et 9e côtes. De ce triangle, le côté le plus important à connaître est celui qui correspond au foie, car il varie d'un individu à l'autre, ainsi que l'a démontré Larger (1) ; il n'est pas souvent délimitable par la percussion. Mais il l'est facilement par le phonendoscope. C'est ce qui nous a permis (2) de contrôler, sur le vivant, les chiffres que Larger avait trouvés sur le cadavre et d'arriver à des conclusions un peu différentes. Les voici :

Entre 60° et 70° d'angle xiphoïdien, le rebord hépatique semble prolonger la direction de la 7e côte (thorax moyen).

Entre 70° et 80°, il correspond au 6e espace intercostal (thorax large).

Au-dessus de 80°, il se continue dans la direction de la 6e côte (thorax très large).

Jamais nous n'avons été au-dessus de ce point, bien que le thorax d'un de nos sujets mesurât près de 90°.

Dans les thorax étroits, c'est-à-dire mesurant moins de 60° d'angle xiphoïdien, la ligne hépatique se rapproche beaucoup de l'horizontale et descend très bas. Son prolongement continue la direction de la 8e et même de la 9e côte.

Chez la femme, la hauteur à laquelle passe le rebord hépatique est aussi fonction de l'angle xiphoïdien, comme chez l'homme. Mais le thorax étant normalement plus étroit, il faut tenir compte d'une différence de 10° en moins pour obtenir des chiffres comparables.

(1) LARGER. Note sur la technique de la Gastrostomie. *Congr. franç. de Chirurgie*, 1885.

(2) J. BRAQUEHAYE et WIEUX. En quel point le rebord hépatique coupe-t-il, sur le vivant, le rebord costal gauche. *Soc. anatomique*, 16 juin 1899, et *Bullet. de l'hôpital civil français de Tunis*. Sept. 1899.

Chez le nouveau-né, le thorax est très large et l'angle xiphoïdien très ouvert. Mais le foie est très gros. Aussi voyons-nous, avec un angle xiphoïdien de 85°, la ligne hépatique descendre jusqu'à la 8e côte.

Nous ne parlerons pas des opinions émises sur la direction de l'estomac. Il est presque vertical, si l'on réunit soit le cardia et le pylore, soit la partie la plus élevée et le point le plus inférieur. Envisagé sous un aspect géométrique, il comprend deux axes : l'un vertical, l'autre horizontal, plus court (portion pylorique). Il est possible que, sous l'influence de la réplétion de l'estomac, la petite courbure se redresse (Reynier et Souligoux), bien que quelques anatomistes (Luschka, Jonnesco) assurent que ce viscère est immobile et ne change ni d'axe ni de courbures.

Tels sont les rapports de l'estomac normal — schématique, pourrait-on dire, — mais il importe de ne pas ignorer combien cet organe est variable d'un sujet à l'autre, dans son volume et dans sa position (1). Toutes les causes de déformations thoraciques (mal de Pott, rachitisme, etc.) amènent aussi des changements de rapports. Chez la femme, l'usage d'un corset trop serré abaisse l'organe au-

(1) Chez un même sujet, l'estomac varie dans ses rapports et peut être repoussé vers le thorax par la distension des anses intestinales. Est-il distendu par les aliments? Il sera entraîné par son propre poids au-dessous de la ligne qui unit le bord inférieur des deux dixièmes côtes. Agissent de même : le foie et la rate hypertrophiés, et le diaphragme par ses mouvements physiologiques ou lorsqu'il se trouve abaissé pathologiquement (dans le cas de pleurésie, par exemple).

dessous de sa situation normale ou le repousse à gauche, de sorte qu'il est en entier situé de ce côté de la ligne médiane.

Si ces variations existent avec des estomacs normaux, les rapports sont encore plus changés chez des malades mourant de faim.

L'organe n'a plus aucun rapport avec l'aire de Labbé; il est tout petit, ratatiné sous le foie, en avant des corps vertébraux, où il faut aller le cueillir avec les doigts, au jugé. Il est alors plus thoracique qu'abdominal et l'on comprend que Hahn ait essayé de l'attirer à travers les espaces intercostaux.

Le côlon, l'épiploon, le pancréas, etc., se présentent souvent entre les lèvres de l'incision. Aussi importe-t-il de reconnaître l'estomac avant de l'ouvrir (voy. p. 44).

Tels sont les désavantages au point de vue anatomique que présente l'estomac des malades inanitiés. L'intervention précoce est donc non seulement moins dangereuse, mais encore plus facile.

Le seul avantage qu'offrent les malades amaigris, c'est leur maigreur même, parfois extrême, qui permet de prendre sur le thorax des repères exacts et de percuter facilement le foie.

Ces avantages ne suffisent pas à excuser l'expectation.

IV. — MANUEL OPÉRATOIRE

Les procédés de gastrostomie sont extrêmement nombreux; aussi est-il nécessaire de les décrire avec ordre.

Nous ne nous attarderons pas à indiquer les méthodes anciennes abandonnées aujourd'hui; elles n'ont plus qu'un intérêt historique.

Mais nous décrirons d'abord les divers temps d'une gastrostomie simple, schématique en quelque sorte, en faisant à propos de chacun d'eux quelques remarques sur les difficultés auxquelles ils donnent lieu.

Préparation du malade. — Nous ne dirons que quelques mots de la préparation du malade. S'il est en bonne santé, si l'on n'a pas attendu pour lui faire la gastrostomie qu'il soit moribond, il n'y a aucune précaution particulière à prendre. Vous le maintiendrez à jeun le matin de l'opération et vous pourrez l'endormir au chloroforme : il n'y a aucun danger spécial.

Mais, lorsque vous opérerez un sujet arrivé aux extrêmes limites de la faiblesse, par un long jeûne et souvent aussi par l'évolution d'un néoplasme malin, la chloroformisation offre plus de dangers que l'opération elle-même. L'éthérisation est aussi dangereuse, car elle prédispose aux congestions pulmonaires, cause fréquente de la mort des malades. Aussi, dans les derniers Congrès, surtout à l'étranger, tend-on à repousser complètement l'anesthésie. Telle est la façon de faire de Gritti.

La pulvérisation locale d'éther, qu'emploie Kocher, ne semble pas devoir émousser beaucoup la sensibilité, pas plus que le chloréthyle qui, cependant, donne une meilleure anesthésie locale. Nous préférerions la cocaïne qu'emploie Reclus et surtout la nirvanine, bien moins toxique et tout aussi efficace, d'après Boisseau (1). Le sommeil hypnotique, utilisé par Hulst, n'est que rarement applicable.

On a proposé aussi de dilater l'estomac avant l'opération. Dans ce but, Schönborn introduisait une sonde fine munie d'un ballon qu'on insufflait, après introduction. Félizet gonflait l'estomac avec un tube en caoutchouc communiquant avec un ballon d'éther au bain-marie dans de l'eau à 60°. Les méthodes qui font dégager de l'acide carbonique dans l'organe lui-même sont peut-être plus défendables (acide tartrique et bicarbonate de soude : Jacobi ; acide chlorhydrique dilué et bicarbonate de soude : Fowler, etc.). Mais ces moyens sont inapplicables si le rétrécissement est imperméable ; ils sont inutiles, s'ils laissent passer les aliments, l'estomac étant alors assez volumineux pour venir s'offrir tout seul au bistouri du chirurgien.

Temps opératoires. — *1er Temps.* — *Incision de la paroi.* — Les incisions varient avec les procédés. Les unes sont parallèles au rebord costal (*Incision dite de Fenger*) ; c'est l'incision classique (fig. 1. F).

La hauteur à laquelle elle sera faite variera selon le point où le rebord costal gauche rencontrera le rebord hépatique, ainsi que nous l'avons vu (voyez p. 38).

Pour un thorax moyen (60° à 70° d'angle xiphoïdien), le milieu de l'incision correspondra à la 7e côte.

Pour un thorax large (au-dessus de 70°), l'extré-

(1) M. A. Boisseau. Contribution à l'étude de l'orthoforme et de la nirvanine. Th. de Bordeaux, 1899.

mité inférieure de la section cutanée dépassera légèrement la 7e côte.

Si le thorax est étroit (au-dessous de 60°), l'inci-

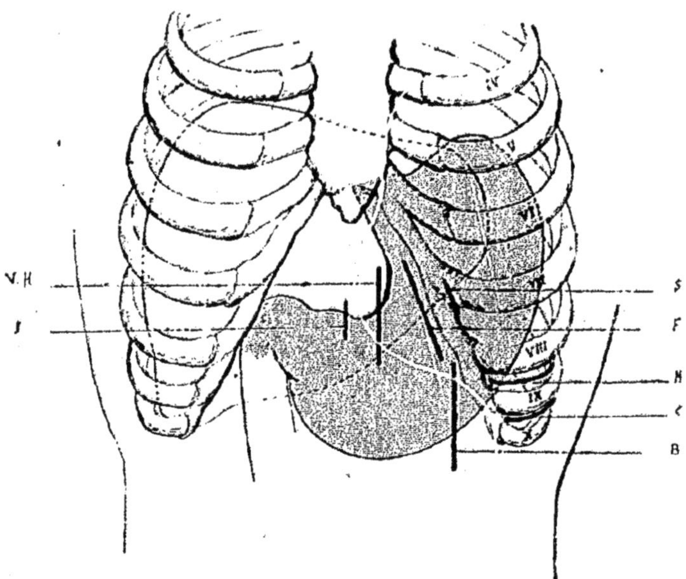

Fig. 1. — Rapports de l'estomac. Principales incisions de la gastrostomie. — B, Léonard Bidwell. — C, Ceccherelli. — F. Fenger (incision classique). — H, 2e incision de Hahn ; la première est analogue à celle de Fenger. — J, 2e incision de Jaboulay ; la première est semblable à celle de Von Hacker. — S, 2e incision de Sabaneef ; la première se confond avec celle de Fenger. — V. H. Incision de Von Hacker. L'estomac est teinté. Le contour du foie est indiqué d'un trait. Les chiffres romains correspondent aux côtes.

sion commencera, à sa partie supérieure, un peu au-dessus du niveau de la 7e côte.

Chez la femme, ces chiffres sont exacts, à condition de prendre pour thorax moyen l'angle xiphoïdien de 55° à 60°.

Au-dessous de 15 ans, on incisera comme s'il s'agissait d'un thorax étroit.

Certains chirurgiens font l'incision verticale. D'autres, après avoir coupé la peau dans un sens, dissocient chaque plan musculaire dans le sens de ses fibres.

La figure 1 nous montre le sens des principales incisions.

La section médiane est plus exsangue, a-t-on dit, et mène plus facilement sur l'estomac.

2e *Temps. — Recherche de l'estomac.* — C'est souvent le temps le plus long et le plus difficile de la gastrostomie. L'estomac, chez les malades mourant de faim, est petit, ratatiné contre le rachis et parfois difficile à trouver (1). Farabeuf a indiqué, dans son

(1) Voici à quels signes, d'après Berger, on distinguera l'estomac des organes voisins (pancréas, côlon transverse, etc.) avec lesquels on l'a confondu quelquefois :

1° Attiré dans la plaie, il a une paroi épaisse, charnue et musculaire, telle qu'aucun intestin n'offre rien de semblable. Cette considération suffirait pour établir sa nature ;

2° Sa surface, d'un blanc rosé, ne présente ni bosselures, ni tractus de fibres longitudinales, comme le gros intestin ;

3° Ses vaisseaux sont très volumineux et présentent la disposition bien connue et facile à constater des branches des artères gastro-épiploïques et des veines qui les accompagnent : disposition toute différente de la répartition en arcades des vaisseaux mésentériques, au niveau de l'intestin ;

4° En suivant avec le doigt la face antérieure de l'estomac, vers la droite, on arrive à la vésicule biliaire ; vers la gauche, on s'enfonce profondément dans l'hypocondre et on peut remonter jusque vers la région du cardia. Vers le haut, rien ne s'interpose entre la face inférieure du foie et le viscère qu'on a saisi ; enfin, en bas, on peut constater l'existence du grand épiploon, ou même reconnaître avec le doigt la présence du côlon transverse, grâce aux matières dures qu'il renferme presque toujours. (*Bull. et Mém. Soc. de Chirurgie*, 1883.)

style imagé, la façon de le découvrir. « L'index gauche, dit-il, rampant au contact de la face inférieure du lobe hépatique gauche, plonge jusqu'à la colonne vertébrale, où il peut sentir, à travers le mince épiploon gastro-hépatique, l'aorte. S'il se porte un peu à gauche, en restant toujours dans la profondeur et très haut vers le diaphragme, il rencontre une cravate plus ou moins épaisse, la petite courbure de l'estomac, en dehors de laquelle, avec une longue pince inoffensive, on peut saisir la face antérieure de l'organe et l'ouvrir au dehors. » L'estomac reconnu, il faut l'attirer au dehors (1), avec une pince mousse, avec un fil passé dans la paroi séro-musculaire, ou, mieux encore, avec les doigts d'un aide. Il faut surtout éviter les broches, les aiguilles, les pinces à longues griffes, c'est-à-dire tout ce qui peut, en perforant l'organe, amener l'issue des matières stomacales et, par suite, causer l'infection.

3e *Temps. — Fixation de l'estomac à la paroi.* — Quelle que soit la méthode employée, que l'estomac soit fixé à toute la paroi ou à une partie seulement (au péritoine seul, par exemple), les fils ne devront traverser que la séro-musculeuse, jamais la muqueuse.

Kraske perdit un de ses opérés de péritonite sep-

(1) Les tractions devront être douces et lentes. On n'attirera que ce qui voudra venir. Les manœuvres brutales sont dangereuses. Il existe, en effet, quelquefois, des abcès voisins du rétrécissement, comme dans un cas rapporté par Karewski à la Société de médecine de Berlin. Leur rupture pourrait amener des accidents graves. On a vu aussi des hémorragies se produire, grâce à ces tractions. Un malade de Terrillon mourut, quelques heures après l'opération, de l'ulcération de l'aorte adhérente au cancer œsophagien.

tique, bien que l'estomac n'ait été que fixé à la paroi abdominale, dans une opération en deux temps. Mais les fils fixateurs ayant perforé toute la paroi gastrique avaient drainé le contenu stomacal et causé l'infection du péritoine.

Les sutures, cependant, devront être solides, car, sous l'influence du vomissement, on a vu l'estomac rompre ses attaches, revenir sous le foie et déverser son contenu dans le péritoine. Lagrange, Michaux, Gangolphe, Czerny, etc., ont signalé pareil accident.

4e *Temps. — Création de la bouche stomacale.* — Cette partie de l'opération s'exécute, soit dans une même séance (*procédés en un temps*), soit quelques jours après avoir fixé l'estomac à la paroi abdominale (*procédés à deux temps*). Dans les deux cas, la bouche gastrique doit être petite. Le plus souvent, on fait l'ouverture avec un fin ténotome, plus rarement avec la pointe la plus fine du thermocautère. Cette dernière méthode évite l'hémorragie en nappe produite par l'incision de la muqueuse, hémorragie insignifiante qui cède à la compression que fait la sonde; mais elle donne naissance à une escarre qui agrandit toujours l'ouverture primitive.

Il est bien entendu, ainsi qu'on le dit partout, qu'avant de ponctionner on examinera soigneusement la portion d'estomac qu'on a sous les yeux, de façon à plonger le bistouri au centre d'une des nombreuses mailles vasculaires produites par les anastomoses des vaisseaux, et non sur un des vaisseaux.

Larger a insisté pour que la fistule soit faite très haute. Lindner, Körte, Schönewerth, Gangolphe, Delagénière, etc., sont du même avis. Il est incontestable qu'on obtient ainsi plus facilement une bouche continente et utile au point de vue fonctionnel, puisque les aliments suivront un cour normal. Néanmoins, ces discussions sont plus théoriques que pratiques, ainsi que l'ont dit Championnière, Terrier, etc. Il existe de nombreuses observations de fistules qui furent continentes et qui, à l'autopsie, siégeaient près du pylore (1). Barozzi a dit très justement : « On a beau recourir aux tractions les plus patientes et les plus prolongées, l'organe tient bon ; de sorte que, à moins de s'exposer, de gaieté de cœur, à provoquer une déchirure, force sera au chirurgien de faire sa bouche à l'endroit le plus voisin du point rêvé ». Dans ses expériences ou dans les autopsies qu'il a faites, il a constaté qu'il n'a jamais opéré sur la partie la plus élevée de la grande courbure ; il s'est toujours contenté de la partie moyenne de la face antérieure. Il se demande si les chirurgiens qui déclarent avoir réussi à placer leur fistule en ce point élevé ne se sont pas abusés « en croyant opérer très haut sur la grande courbure, tandis qu'en réalité ils fixaient au niveau de la plaie une partie de la face gastrique antérieure répondant à la région moyenne de l'estomac. ».

Dès que l'estomac est ouvert, la muqueuse stomacale fait hernie et s'éverse. Il sort souvent quelques gaz et un peu du contenu stomacal.

(1) Ewald (de Berlin) conseille même la bouche pylorique comme procédé de choix pour éviter la stagnation des aliments dans un estomac peu actif, la digestion chez ces malades étant presque uniquement intestinale.

Comment faut-il traiter la muqueuse stomacale? Doit-on la suturer à la peau, ainsi que le veut Terrier? Nous verrons qu'à ce point de vue, les chirurgiens diffèrent d'opinion. Il semble cependant qu'en suturant la muqueuse à la peau, on crée un chemin favorable à l'issue du suc gastrique.

5e *Temps. — Mise en place de la sonde.* — On se sert habituellement d'une sonde de Nélaton des numéros 15 à 25 de la filière Charrière. Un gros numéro permet de mieux alimenter le malade, mais, en distendant l'orifice de la fistule, il l'empêche d'être continente. Elle doit pénétrer assez profondément dans l'estomac. Il est nécessaire de la fixer à la paroi et même à l'estomac par un point de suture, pour qu'elle ne sorte pas.

Tels sont les principaux temps d'une gastrostomie schématique; nous verrons comment chacun d'eux a été modifié avec chaque procédé.

Étude des divers procédés de gastrostomie. — Il est presque impossible de s'y reconnaître au milieu des divers procédés de gastrostomie décrits pendant ces dernières années. Afin de les classer avec un peu d'ordre, nous avons établi le tableau suivant, d'après lequel nous les étudierons.

Opérations à deux temps (par principe) :
- Second temps suivant de près le premier, dès qu'il y a des adhérences (Howse).
- Second temps reculé le plus possible, pour permettre au malade de profiter des avantages de la gastropexie (Poncet, Frœlich).

Occlusion par sphinctérisation :
- Par un rebord osseux (Hahn).
- Par un sphincter musculaire strié (Von Hacker (ancien), Girard).

Par un sphincter musculaire lisse (TERRIER, GOLDING-BIRD et FISCHER).

Occlusion par valvulation :

Par un long trajet dont les parois s'accollent (SABANEEF FRANK, KOCHER; JABOULAY, HARTMANN).

Par un trajet péritonéal en deux temps (Léonard BIDWELL).

Par un trajet péritonéal en un temps (SCHWARTZ).

Par un trajet oblique stomacal :

Par adossement séreux (WITZEL)

Par trajet sous-muqueux (MARWEDEL, BAROZZI).

Par torsion (ULLMANN).

Par invagination de toute la paroi (BRONSLAW KADER, FONTAN).

Par invagination de la muqueuse (PÉNIÈRES, FORGUE, JABOULAY, 2e procédé).

Méthodes mixtes :

Trajet pariétal et procédé de Witzel (KOCHER, 2e procédé).

Sphincter musculaire et procédé de Witzel (Von HACKER, 2e procédé).

Méthode de Frank et de Ullmann (ALBRECHT).

Rétrécissement en collet et valvule (SENN).

I. — PROCÉDÉ DE HOWSE (1). — Employé par Sédillot pour son second malade, puis par Von Thaden, Jouon, Riesel, Langenbeck, Langton, Mac-Carthy, etc., le procédé de gastrostomie en deux temps fut érigé en méthode en 1879, par Howse. Il l'appliquait à tous les cas.

1° Incision de Fenger partant un peu au-dessous de l'apophyse xiphoïde, comprenant l'aponévrose. Arrivé sur le muscle droit, il conseillait d'en dissocier les fibres plutôt que de les couper. (Lettre à Chavasse.)

2° Le péritoine ouvert, recherche de l'estomac qui est attiré avec les doigts ou avec une pince à griffes.

3° Deux rangs de sutures fixent l'estomac. Le premier (7 à 8 points) traverse la séreuse et la musculeuse de

(1) HOWSE, *Amer. Journ. of Med. Science*, 1883.

l'estomac et la paroi abdominale entière ; les fils de soie sont arrêtés à l'extérieur sur un bouton ou une sonde. Le deuxième embroche toute la paroi stomacale et la peau, après avoir rétréci la plaie pariétale (1).

4° Le deuxième temps (ouverture de l'estomac) se faisait vers le 5e jour avec un fin ténotome, au centre du 2e rang de sutures, qu'on jalonnait parfois d'un fil placé pendant la première intervention.

II. — PROCÉDÉ DE PONCET (2). — Il diffère du précédent par le but poursuivi, plutôt que par le manuel opératoire. Ce n'est pas par crainte de l'infection que Poncet opère ainsi, mais parce que la gastropexie fait souvent cesser la dysphagie. Gastropexie précoce, gastrostomie tardive, telle est la méthode.

1° Incision de Fenger, partant à 3 cent. de l'appendice xiphoïde, aboutissant au ligament d'union des 9e et 10e côtes et comprenant peau, muscles et péritoine.

2° L'estomac recherché aussi haut que possible est maintenu hors de la plaie par les doigts d'un aide et suturé (sutures séro-musculeuses) à la couche séro-musculo-aponévrotique, par des points en U. Deuxième rang de suture en U au point d'affleurement du cône stomacal à la plaie.

(1) Plus tard, HOWSE remplaça ces deux rangs de sutures par des pinces à demeure, garnies de caoutchouc. Il n'ouvrait l'estomac qu'au 10e jour, les adhérences étant trop faibles avant cette époque.

(2) PONCET. De la gastropexie dans les rétrécissements cancéreux de l'œsophage *Mercredi médical*, 1892. — *Revue de Chirurgie*, 1893. — *Bullet. Soc. de Chirurgie*, 1897.

Voyez aussi : NOVÉ-JOSSERAND. Contribution à l'étude de la gastropexie et de la gastrostomie. *Gaz. hebdomad. de Médecine*, 1892.

TILLIER. Gastrostomie dans le rétrécissement cancéreux de l'œsophage. Th. de Lyon, 1891.

Primitivement Poncet laissait un fil conducteur au milieu de l'estomac fixé.

Dès ce moment, le malade voit souvent sa dysphagie cesser et l'ouverture de l'estomac devient inutile.

3° Ponction de l'estomac dès que la dysphagie est complète avec un fin ténotome (Poncet) ou un trocart (Monod). Ce temps est indolore et se fait sans anesthésie.

Ce procédé n'est guère employé que par Poncet et ses élèves (Tillier, Nové-Josserand, etc.). Monod et Schwartz, qui l'avaient défendu, y ont renoncé depuis que l'un et l'autre ont ouvert l'arrière-cavité des épiploons et y ont injecté des aliments croyant les pousser dans l'estomac.

C'est que, tandis que la plaie abdominale se rétrécit, l'estomac s'éloigne de la paroi en attirant avec lui le péritoine pariétal. Il se forme d'abord un entonnoir péritonéal reliant la paroi aux viscères primitivement fixés ; bientôt il ne reste plus qu'un cordon plein ou même de simples adhérences. Dans ces conditions, on manque fatalement l'estomac (1).

(1) Pour éviter cet accident, Frœlich (de Nancy) a proposé la modification suivante au procédé de Poncet :

1° Incision verticale sur le milieu du grand droit ;

2° Recherche de l'estomac qui est attiré au dehors avec une pince à forcipressure ;

3° Suture de la peau et du péritoine pariétal pour créer un canal par où passe l'estomac qui fait champignon à l'extérieur ;

4° Sutures de l'estomac :

a) Au canal péritonéal, par 6 points profonds.

b) A la peau, par 3 points unissant le champignon stomacal hernié.

Il met un fil conducteur au point où sera faite la gastrostomie. (*Revue médicale de l'Est*, mars 1896.)

III — Procédé de Hahn (1).

1° Incision de Fenger.

2° Incision du huitième espace intercostal, parallèlement à l'incision précédente, plan par plan, jusqu'au péritoine qui est ouvert au bistouri ou avec une pince (fig. 1, II).

3° Recherche de l'estomac avec le pouce et l'index introduits par la plaie épigastrique; une portion élevée de la grande courbure est saisie avec une pince sans griffes introduite par l'incision intercostale et attirée au dehors, de façon qu'elle fasse à l'extérieur une saillie de un centimètre environ.

4° Sutures séro-séreuses, si l'on opère en deux temps; dans le cas contraire, suture des trois couches stomacales.

5° Occlusion de la plaie abdominale et ouverture de l'estomac, lorsque l'opération se fait en un temps.

L'occlusion se fait grâce aux cartilages costaux qui, en chevauchant l'un sur l'autre, pincent le trajet et le rendent continent.

La méthode aurait, en outre, l'avantage de permettre de conduire facilement sur l'estomac petit et rétracté des rétrécis, le trajet étant moins long vers le 8e espace intercostal que vers la région sous-costale.

Hadra et Von Hacker qui, pendant quelque temps, usèrent du procédé de Hahn lui reprochent de produire parfois la nécrose des cartilages costaux et même des côtes sous l'influence de l'action corrosive des sucs digestifs.

Il n'a pas une valeur parfaite au point de vue de l'occlusion.

(1) Hahn (Eug.). *Centralbl. f. Chirurgie*, Leipzig 1887, 1890, 1891, et *Deutsch. med. Wochenschr.*, 1895.

IV. — PROCÉDÉ DE A. CECCHERELLI (de Parme) (1). — Il ne diffère du procédé de Hahn que par les points suivants :

1° Il supprime toute incision abdominale et va directement à la recherche de l'estomac à travers l'incision intercostale.

2° Celle-ci est faite dans le neuvième espace intercostal, et non dans le huitième (fig. 1, C).

3° Il attire suffisamment au dehors l'estomac pour qu'il fasse à l'extérieur une sorte de mamelon, ce qui crée une véritable valvule, très utile pour retenir les aliments. Il fait deux étages de sutures (2).

Au congrès italien de chirurgie de 1895, il avait pratiqué quatre fois cette opération avec de très bons résultats. Il a opéré tantôt en un, tantôt en deux temps.

(1) CECCHERELLI (A.). *Cong. de la Soc. italienne de Chirurgie*, 1884 et 1895.

(2) HEUSNER se sert d'un procédé analogue à celui de Ceccherelli. « Par une incision transversale de dix centimètres dirigée exactement dans le sens du grand axe de l'estomac, il met à nu le cartilage de la septième côte gauche, à son point d'union avec l'arc costal. A ce niveau, le cartilage présente une largeur de deux travers de doigt et n'est pas en rapport avec la plèvre, mais avec les fibres d'origine du diaphragme. Après avoir glissé une compresse de tarlatane en arrière de cette portion du cartilage, il enfonce, de haut en bas et de dehors en dedans, un trocart gros comme le doigt, perforant du même coup le péritoine. Une pince introduite par cet orifice attire au dehors la paroi antérieure de l'estomac qu'on fixe par quelques points de sutures circulaires d'abord au pourtour de l'orifice cartilagineux, puis à la peau. On suture ensuite la plaie abdominale et l'on ouvre le repli stomacal qui bombe dans la plaie.

D'après Heusner, cette opération est facile et sans danger. La fistule n'a aucune tendance à la rétraction. Elle a été pratiquée sept fois avec succès pour rétrécissement infranchissable du cardia. » (*Semaine médic.*, octobre 1896.)

V. — PROCÉDÉ DE VON HACKER (PREMIER PROCÉDÉ) (1).

1° Incision verticale à 2 centimètres et demi ou 3 centimètres de la ligne médiane, entre la 2e et la 3e intersection fibreuse du muscle droit. Elle mesure de 8 à 9 centimètres. Section de la peau et de la gaine aponévrotique externe du muscle droit (fig. 1, V. H.);

2° Dissociation des fibres du muscle avec le doigt ou mieux avec un instrument mousse. Les faisceaux ainsi séparés sont reclinés de chaque côté (2);

3° Entre ceux-ci, la gaine postérieure du muscle et le péritoine sont incisés. La séreuse pariétale est ensuite suturée à la peau;

4° L'estomac, attiré dans la plaie, est fixé au péritoine par des points séro-séreux et à la peau par quelques fils, après avoir traversé la boutonnière musculaire destinée à jouer le rôle de sphincter;

5° Ouverture de l'estomac sur une longueur de 7 à 8 millimètres.

Von Hacker fait quelquefois l'opération en deux temps.

Comme le font remarquer Hartmann et Terrier, le procédé de Von Hacker ne doit pas être aussi merveilleux que le dit son auteur, puisque, quelques années après, il le modifiait (Voyez p. 71).

VI. — PROCÉDÉ DE GIRARD (de Berne) (3). — Cette méthode diffère de la précédente par le second temps.

Au lieu de recliner de chaque côté les deux moitiés du muscle droit dissocié, on les isole de toutes parts et on

(1) VON HACKER. *Wien. Mediz. Wochenschr.* 1886, nos 31 et 32. — *Billroth. Klin.*, 1888. — *Wien. Klin. Wochenschr.* 1890, nos 36 et 37.

(2) HOWSE, nous l'avons dit, avait, avant Von Hacker, dissocié le muscle droit pour faire un sphincter à l'estomac.

(3) GIRARD. *Corresp. Blatt f. Schweizer Aertze.* Bâle, 1888.

les croise en 8 de chiffre, faisant passer en dedans la plus externe et réciproquement.

Dans la boutonnière, on attire l'estomac, on le fixe, on l'ouvre et l'on y place une sonde.

On trouvera, dans la thèse de Gerber, des expériences sur le fonctionnement en sphincter des fibres du muscle droit ainsi isolées (Thèse de Berne, 1890).

VII. — Procédé de Terrier (1).

1° Incision de Fenger, commençant à 5 centimètres de la ligne médiane et finissant à la 9e côte, jusqu'au péritoine;

2° L'estomac découvert est saisi avec les doigts, attiré au dehors et fixé par 6 ou 8 points à la soie, en U, prenant la séreuse et la musculeuse gastrique dans l'anse et la séreuse pariétale dans les branches de l'U (4 à 6 points parallèlement aux bords de l'incision; 2 aux extrémités);

3° Suture du reste de la plaie, au-dessus et au dessous des sutures stomacales;

4° L'estomac forme un bourrelet transversal; on y fait une incision aussi petite que possible dans l'axe de la plaie, coupant d'abord la séro-musculeuse, puis la muqueuse, cette dernière étant bien fixée avec une pince, car elle se décolle et fuit devant le bistouri;

5° La muqueuse incisée est attirée au dehors, éversée et suturée à la peau, pour éviter un orifice rétractile.

Pansement au carbonate de magnésie.

Terrier a renoncé à l'emploi de la sonde à demeure qui dilatait la fistule.

Les autopsies ont démontré que l'orifice interne,

(1) Terrier, *Rev. de Chirurgie*, 1890-91.
Terrier et Louis. *Rev. de Chirurgie*, 1891.
Terrier et Hartmann. *Chirurgie de l'Estomac*, Paris, 1899.

difficile à trouver, est au fond d'un infundibulum formé par une série de plis de muqueuse. C'est l'adossement de ces plis dans le canal muqueux qui rend la fistule continente.

La musculeuse, qui étrangle à sa base la muqueuse attirée au dehors, doit aussi, à notre avis, remplir le rôle de sphincter et s'opposer à l'issue des matières hors de l'estomac.

VIII et IX. — Procédés de Golding-Bird (1) et de Fischer (2).

Golding-Bird opère en deux temps. La fixation de l'estomac à la paroi n'offre rien de spécial.

Le quatrième jour après la fixation de l'estomac, celui-ci est ponctionné avec un instrument très fin, de façon que l'ouverture admette à peine une sonde n° 10. A partir de ce moment, on introduit des sondes plus fortes, mais en progressant très lentement, sans faire d'effraction, ni léser de fibres musculaires. On arrive jusqu'à une dilatation suffisante pour recevoir le pouce.

Golding-Bird obtient une fistule continente, les fibres lisses formant un sphincter contractile suffisant.

Fischer, au lieu de ponctionner avec l'instrument tranchant, se sert d'une aiguille de Pravaz aussi fine que possible, introduite très obliquement dans la paroi stomacale. Il profite de la ponction pour injecter dans l'estomac de 30 à 60 grammes de lait. Pour retrouver facilement l'orifice de l'aiguille, il fait à la surface de l'estomac un frottis d'iodoforme qui le marque d'un point jaune.

(1) Golding-Bird. *Trans. of Pathol. Soc. London*, 1882, et *Brit. med. Journ.*, 1896, 1898.

(2) Fischer. *Arch. f. klin. chirurg.*, 1895.

Après 5 à 6 jours, il passe une aiguille plus forte dans le même trajet, puis des trocarts de plus en plus gros. Les instruments sont toujours introduits obliquement dans l'estomac.

Ce canal très oblique serait parfaitement étanche. Dans son mémoire, Marwedel avoue que c'est le procédé de Fischer qui lui a fait découvrir le sien.

X. — Procédé de Sabaneef-Frank (1).

1° Incision jusqu'au péritoine parallèle au rebord costal et près de celui-ci ;

2° L'estomac découvert est attiré au dehors à l'aide d'un fil passé dans sa paroi. On obtient un cône de 3 à 4 centimètres de hauteur ; on suture sa base à la fente du péritoine pariétal ;

3° A un centimètre et demi au-dessus du rebord costal, c'est-à-dire à 3 centimètres environ au-dessus de la première incision, on en fait une seconde. Avec les doigts, on décolle le pont cutané situé entre les deux incisions (fig. 1, S) ;

4° Le cône stomacal libre est attiré dans ce trajet. Son sommet est ouvert, puis suturé à l'incision supérieure ;

5° L'incision inférieure est fermée par deux plans de sutures. Le plan profond, au catgut, réunit la couche musculaire et empêche le tiraillement de la bouche stomacale (fig. 2, A) (2).

(1) Sabaneef. Soc. des médecins d'Odessa. *Vracht*, 1890.
Frank (Rudolph). Soc. imp. et roy. des médecins de Vienne, 1892, et *Wien. klin. Wochenschr.*, 1893.
Voyez aussi : Rolland (Joseph-Pierre). De la Gastrostomie selon le procédé Ssabanajew-Frank-Villar. Th. de Bordeaux, 1899.
Vergez (H.). De la Gastrostomie à l'heure actuelle. Th. de Bordeaux, 1896.

(2) Parmi les chirurgiens qui opèrent par ce procédé, plusieurs lui ont fait subir des modifications.
Lindner opère en deux temps.
Villar (de Bordeaux) prend dans son plan profond de sutures

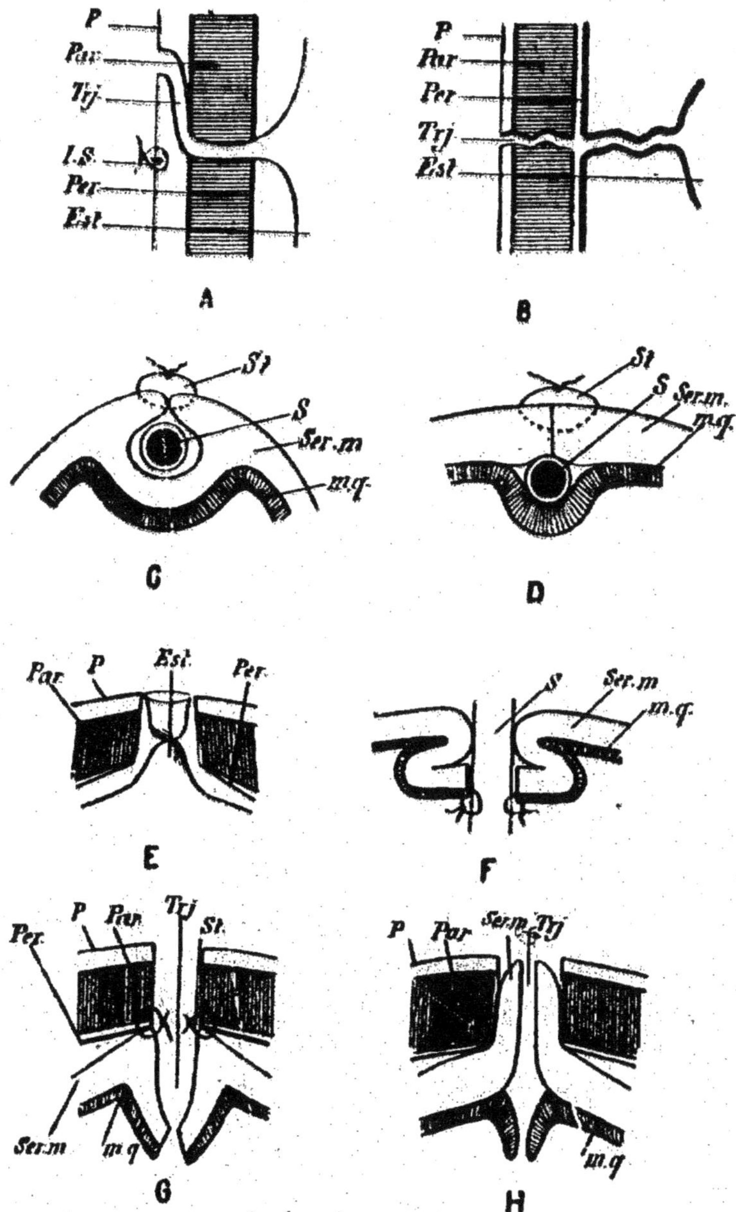

Fig. 9. — Divers procédés de gastrostomie. — A. Sabaneef-Frank. Coupe de la paroi et de l'estomac. — B. Léonard Bidwell. Coupe de la paroi et de l'estomac. — C. Witzel. Coupe de la paroi stomacale. — D. Marwedel. Coupe de la paroi stomacale. — E. Ullmann. Coupe de la paroi et de l'estomac. — F Bronslaw Kader. Coupe de la paroi stomacale. — G. Fontan. Coupe de la paroi et de l'estomac. — H. Forgue. Coupe de la paroi et de l'estomac.

Est. : estomac; *I. S.* : première incision suturée (procédé Sabaneef); *m. q.* : muqueuse stomacale; *P.* : peau; *Par.* : muscle de la paroi abdominale; *Per.* : péritoine pariétal; *S.* : sonde; *Ser. m.* : séro-musculeuse; *St.* : sutures stomacales; *Trj.* : trajet fistuleux

Cette technique avait été suivie par Sabaneef (d'Odessa) dès 1890, c'est-à-dire deux ans avant la publication du mémoire de Frank, qui, de son côté, ignorait la méthode de son confrère russe.

XI. — Procédé de Jaboulay (1).

1° Incision verticale à travers le muscle grand droit de l'abdomen jusqu'au péritoine. Ligature de l'épigastrique et de la mammaire interne, si on les rencontre.

2° L'estomac attiré à travers le muscle grand droit fait hernie.

3° Sur la ligne médiane, incision verticale. On décolle, en forme de pont, le lambeau cutané adhérent en haut et en bas, mais isolé par les deux incisions parallèles (fig. 1, J).

4° Suture de l'estomac au péritoine pariétal et au muscle grand droit, en rétrécissant circulairement l'ouverture pour constituer un sphincter serré.

5° La portion exubérante d'estomac est passée sous le pont cutané et son sommet fixé à la peau sur la ligne médiane par des fils ne prenant que la couche séromusculeuse. La muqueuse doit constituer une valvule, comme dans le procédé de Forgue.

On a ainsi un canal à orifice médian, à trajet horizontal sous-cutané, ayant un sphincter à sa base. Une sonde, pour pénétrer dans l'estomac, changera au moins deux fois de direction. En outre, il existe à l'orifice une valvule muqueuse.

stomacales, non seulement le péritoine, mais encore la couche musculaire. D'autre part. il suture avec soin la muqueuse à la peau.

Kocher, qui a aussi essayé cette méthode, fait son incision profonde à travers le muscle droit, combinant les procédés de Von Hacker et de Sabaneef.

(1) Jaboulay. *Gaz. hebdom. de médecine*, 1894, et *Lyon médical*, 1895.

Ce procédé réunit donc, par une combinaison ingénieuse, tous les avantages qu'on peut demander.

Cependant Jaboulay lui-même nous écrivait, le 9 avril 1899 : « Voici la méthode à laquelle je me « suis arrêté. J'ai renoncé au pont et trajet sous-« cutané, parce que j'ai constaté qu'au bout d'un « certain temps il disparaissait, et que les deux « orifices superficiel et profond de ce trajet arri-« vaient à se confondre et n'en formaient plus qu'un « seul. Mais j'ai continué à *ne pas suturer* la mu-« queuse à la peau, de façon à ce qu'elle se recro-« queville en dedans (vers la cavité stomacale) et « s'oppose ainsi, pour sa part, à l'issue du contenu « de l'estomac.

« Je fais la gastrostomie en un temps sur la ligne médiane. »

On ne peut mieux reconnaître la supériorité des méthodes valvulaires sur les méthodes à trajet intra-pariétal qui donnent un résultat immédiat très bon, mais perdent leurs avantages à la longue.

XII. — Procédé de H. Hartmann (1).

1° Incision verticale à 2 centimètres et demi à gauche de la ligne médiane, longue de 10 centimètres, se terminant au niveau de l'ombilic. Elle comprend la peau, le tissu cellulaire et le feuillet antérieur de la gaine du muscle droit. La lèvre interne de l'incision, reclinée en dedans, laisse voir le feuillet profond de cette gaine en dedans du bord interne du muscle. Incision sur la ligne médiane du feuillet profond et du péritoine.

(1) Hartmann (H.). *Bullet. et mém. de la Soc. de Chirurgie*, 1897, et Terrier et Hartmann. Chirurgie de l'Estomac. Paris, 1899.

2° L'estomac, attiré au dehors, est fixé au péritoine par un surjet séro-séreux.

3° D'un coup de sonde cannelée, dissociation de deux faisceaux du muscle droit. L'estomac passe entre la face profonde de la gaine et la partie interne du muscle, puis est amené entre les deux faisceaux dissociés.

4° Sutures musculo-séreuses de l'estomac à la section de l'aponévrose antérieure.

5° Ouverture de l'organe par un orifice très petit. Suture de la muqueuse à la peau.

Hartmann avait eu recours d'abord à l'incision médiane, mais il l'abandonna, parce que bientôt l'estomac et la peau arrivaient au contact et la fistule n'était plus continente.

Ce nouveau procédé, appliqué cinq fois, a toujours donné à son auteur un résultat excellent.

XIII. — PROCÉDÉ DE LÉONARD BIDWELL (1). — Ce procédé se fait en deux temps. Il a pour but d'éviter entre l'estomac et la paroi des adhérences larges qui peuvent causer des accidents (tiraillements douloureux, etc.).

1° Incision verticale de 3 pouces partant au-dessous de la 9e côte, traversant au milieu de ses fibres le muscle droit et ouvrant le péritoine. L'estomac est recherché, attiré au dehors et *suturé au péritoine seul* par de nombreux points de sutures en U (de 12 à 18).

On laisse comme repère, sur la partie libre de l'estomac, un fil qui sort à l'extérieur et la plaie est suturée. Pansement à la gaze.

2° Trois ou quatre jours après, on ponctionne l'estomac avec un fin ténotome au niveau du fil; si c'est né-

(1) LÉONARD BIDWELL. *Brit. med. Journ.* London, 1896.

cessaire, l'orifice est agrandi avec une pince et l'on passe une petite sonde (fig. 2, B) (1).

L'opération n'a été faite que deux fois ; dans chaque cas, la fistule a été continente.

Un des opérés étant mort, on constata à l'autopsie qu'il s'était formé un long trajet sinueux, dû à des adhérences frêles reliant l'estomac à la paroi. Telle était la cause de la continence de la fistule.

XIV. — Procédé de Witzel (2). — Par ce procédé, en grand honneur en Allemagne, on essaye d'obtenir un orifice continent en créant un trajet stomacal analogue « *à l'abouchement de l'uretère dans la vessie* ».

1° Ouverture de l'abdomen plan par plan jusqu'au péritoine inclus. On fend la peau par une incision parallèle au rebord costal, le muscle droit verticalement et transversalement le transverse.

2° L'estomac découvert est attiré entre les deux lèvres de la plaie.

3° On fait, sur la paroi antérieure du viscère, deux plis longitudinaux et parallèles, circonscrivant une gouttière profonde. A la partie la plus inférieure de celle-ci, on ponctionne l'estomac.

4° Dans l'orifice stomacal, on engage l'extrémité d'une sonde en caoutchouc rouge, de la grosseur d'un crayon, que l'on couche ensuite dans le fond de la gouttière.

Par-dessus, on suture les bords libres des deux bourrelets pour transformer la gouttière en un canal de

(1) Schwartz a présenté, en 1898, à la Société de chirurgie, un malade qu'il avait opéré par cette méthode, en un seul temps. C'était un homme de 60 ans environ, ayant un cancer de l'œsophage et opéré depuis 16 mois. Le malade s'alimentait par une sonde n° 20 laissée à demeure. Dès qu'on la retirait, il y avait tendance à la coarctation. L'état général était très satisfaisant.

(2) Witzel. *Centralbl. für Chirurg.*, 1891.

1 centimètre et demi à 2 centimètres de diamètre. Quelques points de Lembert achèvent la suture du canal. Celui-ci doit avoir une longueur de 4 centimètres environ.

5° On suture à la paroi la portion d'estomac qui correspond à l'orifice d'émergence de la sonde (fig. 2, C).

Ce procédé a été pratiqué avec un plein succès 45 fois par Witzel et 10 fois par Mikulicz. Meyer et Keen l'ont aussi essayé en Amérique.

Il est susceptible de quelques objections. Mikulicz et Helferich ont constaté qu'après un temps variable le trajet devient direct, et que les deux orifices arrivent au contact. On perd donc l'avantage de l'obliquité du canal intra-stomacal.

XV. — Procédé de Marwedel-Barozzi (1). — Le trajet oblique est formé par un canal intra-stomacal sous-muqueux.

1° Incision de Fenger commençant à 3 centimètres de l'appendice xiphoïde et se terminant vers le cartilage de la 9e côte ou un peu plus bas. Barozzi incise hardiment jusqu'au tissu cellulaire sous-péritonéal, sans s'inquiéter du sang. Le péritoine pariétal étant ouvert d'un coup de ciseaux guidé sur le doigt, chacune des lèvres est fixée provisoirement à la couche musculaire profonde par trois pinces hémostatiques.

2° L'estomac reconnu est suturé à la paroi par un surjet dont chaque point, dit Barozzi, « doit intéresser à la fois la *tunique musculo-séreuse de l'estomac*, le *péritoine*

(1) Marwedel. *Beitr. z. Klin. chirurg.*, 1896, t. XVII.

Czerny. Congrès de Moscou, 1897, et *Berlin. klin. Wochenschr.*, 1897.

J. Barozzi. Considérations sur la gastrostomie en général et sur le procédé de Marwedel en particulier dans les sténoses cancéreuses de l'œsophage. Th. de Paris, 1898.

pariétal et le *plan musculo-aponévrotique immédiatement sous-jacent* (et non toute l'épaisseur des parties molles sous-cutanées) ». Marwedel suture l'estomac à la peau.

3° L'estomac étant solidement fixé et sa face antérieure isolée par les sutures de la cavité péritonéale, on crée le trajet intrapariétal. Marwedel y procède après 24 ou 48 heures; Barozzi ouvre l'estomac dans une même séance.

On incise la paroi gastrique parallèlement au rebord costal sur une longueur de 6 à 7 centimètres, en respectant la muqueuse. Celle-ci fait hernie dès qu'on arrive sur elle. Barozzi conseille d'en séparer avec une spatule, des deux côtés, la couche séro-musculeuse, de façon à avoir deux lambeaux limitant une gouttière admettant une sonde de Nélaton 17 à 19.

4° Avec un petit bistouri, on ponctionne la muqueuse dans l'angle inférieur de l'incision. Les lèvres de la muqueuse s'éversent: on est sûr d'être dans l'estomac. On passe la sonde de Nélaton par son extrémité dans l'orifice et l'on couche dans le fond de la gouttière le reste; par-dessus, on rabat les volets séro-musculeux et on les suture. Un point de catgut fixe solidement la sonde à son orifice de pénétration dans l'estomac.

5° Fermeture de la paroi abdominale. C'est un temps propre à Barozzi, car Marwedel et son maître Czerny suturent l'estomac à la peau (fig. 2, D).

L'opération a été faite 35 fois, avec un résultat parfait au point de vue de la continence de la fistule, par Marwedel, Czerny et Barozzi. Czerny recommande ce procédé lorsque l'estomac est très petit. Quoi qu'en dise Barozzi, l'opération est complexe. Sa durée est plus grande que celle d'autres procédés meilleurs dans leurs résultats et plus simples (1).

(1) Il nous semble qu'on peut simplifier la méthode de Marwedel par la modification suivante des 3° et 4° temps.

L'estomac suturé, on fait, à chaque extrémité, une petite inci-

Il est probable aussi que, si les malades avaient gardé leur fistule très longtemps (Barozzi n'a opéré que des cancéreux), le trajet aurait perdu son obliquité, comme cela a été constaté pour la méthode de Witzel.

XVI. — Procédé d'Ullmann (1). — C'est la méthode employée par Gersuny pour l'urètre et l'intestin (2).

sion de un centimètre environ, perpendiculaire à l'axe de la plaie, allant jusqu'à la muqueuse exclusivement.

Avec une sonde cannelée passant d'une incision à l'autre, on décolle la muqueuse de la musculeuse de façon à faire un pont séro-musculeux.

Dans l'incision inférieure, on ponctionne la muqueuse. On passe sous le pont, à frottement, une sonde de Nélaton dont l'extrémité est introduite, à frottement aussi, dans l'orifice fait à la muqueuse gastrique. Suture à la Lembert de l'incision inférieure, qu'on ferme complètement ; l'incision supérieure est rétrécie, s'il y a lieu, par un ou deux points de catgut.

On évite ainsi la perte de temps causée par la suture de la gouttière créée par l'incision de la paroi gastrique.

Nous n'avons essayé cette modification que sur le cadavre; elle est assez facile. On pourrait la tenter sur le vivant. Elle abrège notablement la durée de l'opération.

(1) Ullmann. Soc. imp. et roy. de médecine de Vienne, 1894, et *Wien. med. Wochenschr.*, 1895.

(2) Stamm fait, sur l'estomac attiré dans la plaie, une suture en rosette, qui l'étrangle, comme les cordons d'une bourse (*Med. News*, 1894).

Le procédé de Greig Smith semble avoir été compliqué à plaisir, ainsi qu'on peut en juger. L'estomac adhère par une large surface dans cette méthode.

On introduit d'abord deux anses en fil d'argent, pour marquer l'endroit où l'on ouvrira l'estomac et pour manipuler l'organe pendant qu'on appliquera les sutures de soie.

Avec de la soie moyenne, on fait une suture continue dans la paroi antérieure de l'estomac formant un cercle d'environ 2 pouces de diamètre et comprenant la séreuse et la musculeuse.

On laisse, tous les trois quarts de pouce, sur la circonférence, une anse ; on a ainsi six anses émergeant de la surface séreuse

C'est une gastrostomie classique. Mais, l'estomac étant découvert, on en tire un gros pli qu'on tord sur son axe. On le fixe par des sutures dans sa nouvelle position (fig. 2, E).

En 1894, l'auteur n'avait encore pratiqué que deux fois cette opération. Nous verrons plus loin le parti qu'en a tiré Albrecht.

XVII. — Procédé de Bronslaw Kader (1). — Ce procédé ressemble à celui de Witzel par sa technique et à celui de Fontan par son résultat fonctionnel.

1° Incision de Fenger allant jusqu'à l'aponévrose. Le muscle droit est dissocié dans le sens de ses fibres sur une hauteur de 6 à 8 centimètres. Le feuillet profond de l'aponévrose et le péritoine sont sectionnés verticalement ou obliquement.

2° L'estomac découvert, on en attire un pli qu'on maintient au dehors. Au sommet, on fait une petite ouverture; on y passe une sonde grosse comme un crayon. Quelques sutures au catgut la fixent à la plaie stomacale.

3° On fronce l'estomac de façon à lui faire former deux plis saillants, séparés l'un de l'autre par une gouttière, au fond de laquelle est l'orifice de la sonde. De chaque côté, on réunit les deux plis par deux points de sutures à la Lembert. La sonde se trouve au fond d'un

de l'estomac. Dans les points correspondants de la paroi abdominale, à un demi-pouce des lèvres de la plaie, une aiguille de Reverdin, traversant toute la paroi, va accrocher les anses de soie qui sont tirées hors de l'abdomen. On passe dans l'estomac un tube en caoutchouc ou une sonde, et l'on serre le tout en tirant sur les extrémités de la soie.

Enfin, on accroche, par-dessus la sonde, les extrémités du fil d'argent de façon à fixer l'estomac dans la plaie. (*Bristol med. and surg. Journ.* 1883).

(1) Bronslaw Kader, *Centralbl. f. chirurg.*, 1896.

entonnoir, dont l'axe est perpendiculaire à la paroi stomacale.

4° En dehors des deux bourrelets saillants déjà décrits, on en fait deux autres, l'un au-dessus, l'autre au-dessous, et on les réunit par quatre points de sutures, deux de chaque côté de la sonde. Les deux plus rapprochés de celle-ci sont simplement liés; quant aux deux autres, ils fixent l'estomac à la paroi. Deux autres points de renfort augmentent encore l'adhérence de l'estomac à l'abdomen.

5° On referme la paroi abdominale (fig. 2, F).

Quelle direction doit-on donner aux plis stomacaux?

Veut-on créer une bouche stomacale permanente? On fera le pli vertical. Mais, si l'on désire catéthériser le cardia, pour guérir un rétrécissement par la voie rétrograde, le pli sera horizontal.

Bien qu'il paraisse compliqué, le procédé de Bronslaw Kader est en réalité très simple. Mikulicz a opéré par cette méthode un malade en dix minutes.

La continence de la bouche stomacale est parfaite.

On lui a reproché la tendance à se fermer spontanément, dès qu'on retire la sonde à demeure.

Est-ce bien un reproche?

XVIII. — Procédé de Fontan (1).

1° Incision de Fenger de 8 centimètres.

2° L'estomac découvert est saisi avec une longue pince à dents de souris et attiré en dehors, de façon à avoir trop d'étoffe. Autant que possible la pince est placée

(1) Fontan. Congr. franç. de Chirurgie, 1896.

sur la face supérieure et près de la petite courbure. On a ainsi une hernie conique de l'estomac, dont le sommet est maintenu par la pince.

3° La base est fixée aux lèvres de la plaie par une suture au crin de Florence, en couronne, de la séreuse viscérale et pariétale (douze à quinze points rapprochés d'un demi-centimètre environ).

4° Sans que la pince lâche prise, on refoule en dedans le cône d'estomac attiré : on a un cul-de-sac en doigt de gant, centré par la pince. Il est facile de former de chaque côté de la pince, suivant le grand diamètre de la plaie, un pli creux au niveau duquel la séreuse viscérale s'adosse à elle-même. On les fixe avec une suture séro-séreuse au catgut. La pince retirée laisse, entre les deux portions suturées, un canal semblable à la mitre d'un évêque. La valvule est ainsi constituée.

5° On glisse, à la place de la pince, un bistouri aigu; on ponctionne et l'on introduit à frottement une sonde rouge de Nélaton n° 24. Un point de catgut fixe la sonde à l'estomac (1).

6° Suture des téguments autour de la sonde ne laissant paraître aucune partie cruentée (fig.2, G).

C'est un très bon procédé, facile, simple et rapide auquel nous avons eu recours avec un plein succès.

XIX. — Procédé de Pénières (2). — C'est une méthode en deux temps. La valvule est obtenue par un plissement de la muqueuse seule. L'estomac étant fixé à la plaie pariétale, celle-ci bourgeonne

(1) Dubourg (de Bordeaux) a fait subir à ce temps une légère modification. Au lieu de ponctionner l'estomac après avoir invaginé le cône « à l'aveuglette », au fond d'un entonnoir, il fait l'ouverture avant, au sommet du cône stomacal saillant sous l'œil de l'opérateur.

(2) Pénières. *Arch. prov. de Chirurg.*, 1896.

et tend à se rétrécir en entraînant avec elle la paroi stomacale sous-jacente. Mais seules, les couches séreuse et musculeuse participent à la rétraction. La muqueuse reste indépendante et forme un repli d'autant plus marqué que la surface stomacale mise à nu a été plus considérable.

1° Incision classique sous le rebord costal.
2° L'estomac est attiré dans la plaie avec une pince, en un point situé à égale distance de la grande et de la petite courbure, mais plus près du grand cul-de-sac que du pylore ; il est ensuite suturé à la séreuse pariétale et à l'aponévrose profonde. On met deux points de suture aux deux angles de la plaie. La surface stomacale mise à nu offre une superficie de 6 centimètres sur 3. C'est la première partie de l'opération.
3° Après 48 heures, un fin bistouri ouvre la paroi gastrique. Le pli valvulaire est déjà formé.

Le procédé de Pénières, expérimentalement et cliniquement, a donné de bons résultats. Il a néanmoins tous les inconvénients des procédés à deux temps. Il est donc inférieur à celui de Forgue.

XX. — Procédé de Forgue (1). — Nous le donnons d'après le travail de son élève Ch. Guérin.

1° Incision de Fenger dont l'extrémité supérieure va jusqu'à la rencontre de la matité hépatique.
2° L'estomac, attiré dans la plaie en un point aussi près que possible du cardia, sans effort de traction, est suturé par sa face antérieure à égale distance des deux courbures par 6 anses de fil, 2 sur chaque flanc, et une à chaque commissure (technique de Terrier). Quatre

(1) Forgue. *Presse médicale*, Paris, 1896-1898, et mémoire inédit de Ch. Guérin (*loc. cit.*).

points fixent, au-dessus des premiers, un cercle plus élevé du cône stomacal hernié à la collerette péritonéale et aux muscles abdominaux.

3° Après fermeture des commissures cutanées, la peau au centre applique ses lèvres contre la hernie stomacale. Deux longues épingles anglaises sont passées à travers celle-ci, une en haut, l'autre en bas, perpendiculairement à l'incision cutanée. S'appuyant sur les bords de la peau, elles fixent l'estomac en le faisant légèrement saillir. Sutures et épingles n'intéressent que la séro-musculeuse. La muqueuse forme un repli dirigé vers la cavité gastrique et opposé par sa base au premier.

4° Au centre de l'estomac hernié, on plonge verticalement un couteau à cataracte, assez profondément pour sectionner la muqueuse. Une sonde de Nélaton n° 22 est glissée dans l'ouverture et ne reste à demeure que 6 heures environ (fig. 2, H).

XXI. — Procédé de Jaboulay (2e procédé). — Voir p. 59.

XXII. — Procédé de Kocher (2e procédé) (1). — C'est un procédé mixte ajoutant, au trajet stomacal de Witzel, un trajet intrapariétal.

1° Incision sur le rebord costal (peau et aponévrose), le muscle droit est décollé jusqu'à son bord interne, puis récliné fortement en dehors. Aponévrose profonde et péritoine sont ensuite incisés sur une étendue de 5 centimètres environ.

2° L'estomac, recherché et découvert, est attiré jusqu'à ce qu'on voie sa grande et sa petite courbure. Il est fixé au péritoine et au feuillet profond de l'aponévrose du grand droit par la partie inférieure du cône stomacal hernié.

(1) Kocher. Chirurgisch. Operat. Lehre (2e édition). Iéna, 1894, et (3e édition) Iéna, 1897.

3° On traite comme Witzel la portion d'estomac herniée, mais le trajet du drain est vertical.

4° La partie supérieure de la gouttière stomacale, celle par laquelle émerge le bout extérieur de la sonde, est suturée à la paroi.

5° La plaie est refermée.

Kocher met un drain de verre au-dessous de la peau.

XXIII. — Procédé de Von Hacker (2e procédé) (1). — C'est une combinaison de son premier procédé (p. 54) avec celui de Witzel.

XXIV. — Procédé d'Albrecht (2). — Albrecht, assistant d'Helferich, a décrit, dans sa thèse inaugurale, en 1895, un procédé qui n'est autre que la méthode de Sabaneef-Frank, dans lequel le trajet stomacal est tordu sur son axe, comme le faisait Ullmann. L'auteur ne cite que deux observations dans son travail.

XXV. — Procédé de Senn (3). — Après avoir fait un rétrécissement en collet sur l'estomac, on crée sur l'orifice une valvule analogue à celle de Fontan.

1° Incision de Fenger de 10 centimètres jusqu'au péritoine.

2° L'estomac est attiré en cône au dehors, au voisinage de la grande courbure. On passe dans la paroi stomacale (séro-musculeuse) deux anses de catgut perpendiculaires à l'axe du cône hernié. En serrant les deux fils, il se forme un collet rétréci, comme lorsqu'on tire sur les cordons d'une bourse. Pour renforcer le point

(1) Von Hacker. *Beiträge z. Klin. chirurg.* Tübingen, 1896, t. XVII.

(2) Albrecht. Dissert. Inaug. de Greifswald, 1895.

(3) Senn. *Journ. of Amer. med. Associat.*, 1896.

rétréci, Senn suture encore par-dessus une masse d'épiploon gastrocolique.

3° L'estomac est fixé par des points séparés comprenant dans chaque anse : le paquet épiploïque, la séro-musculeuse de l'estomac et toute la paroi abdominale, moins la peau.

4° La plaie est rétrécie le plus possible, mais on laisse voir, dans la partie libre, la portion d'estomac située au delà du collet. C'est elle qui formera la valvule.

Senn opère en un ou en deux temps. Dans ce dernier cas, il incise l'estomac après 48 heures. Sinon, il fait, au milieu de la partie du viscère située au fond de la plaie, une incision de 13 millimètres. Il y place une sonde en caoutchouc, sans la fixer, puis il inverse en dedans la portion d'estomac ouverte, constituant une valvule à la Fontan. Quelques sutures de Lembert maintiennent le pli valvulaire. Il retire ensuite le tube.

V. — CHOIX D'UN PROCÉDÉ

Tout d'abord, nous rejetons les procédés anciens (procédé de Verneuil, par exemple) qui laissaient fatalement écouler le suc gastrique et causaient aux malheureux opérés une infirmité intolérable (1).

Nous repoussons aussi ceux qui se pratiquent en deux temps. La gastrostomie, en effet, est souvent

(1) Par suite de certaines circonstances, le procédé classique peut donner un orifice continent. Notre collègue Frœlich (de Nancy) a bien voulu nous communiquer un cas de gastrostomie opéré ainsi par son maître Heydenreich. La fistule fut parfaite. C'est que le malade avait une hypertrophie du foie et le rebord hépatique, sous lequel s'infléchissait la paroi stomacale attirée au dehors, faisant clapet, empêchait l'issue des matières.

une opération d'urgence et, lorsqu'on la fait en deux temps, on voit parfois les malades mourir avant le second. Ces deux opérations successives causent de grandes appréhensions au patient, non pas que le second temps soit grave : le plus souvent il ne nécessite pas d'anesthésie et ne mérite pas le nom d'opération. « Cela est exact, si l'on se place au point de vue de l'opérateur; mais on conviendra que cet argument perd toute sa valeur si l'on veut bien se substituer au patient et à sa famille qui, eux, y voient deux interventions bien distinctes. » (Barozzi.)

Autre objection plus sérieuse : après quelques jours, le fond de la plaie bourgeonne, la paroi stomacale n'est plus distincte et, lorsqu'on veut ponctionner l'estomac, on va n'importe où, dans l'arrière cavité des épiploons, par exemple. La modification décrite par Frœlich semble cependant mettre à l'abri d'une pareille éventualité (p. 51).

Quant à l'avantage d'éviter l'infection péritonéale, c'est un argument sans valeur. Nombreux sont les procédés à un temps qui sont aussi sûrs.

Donc, nous accordons la préférence aux procédés à un temps, mais ils n'ont pas tous une égale valeur.

Les procédés à sphincter sont moins bons que ceux à valvule. Ils donnent une continence moins parfaite.

Les procédés à long trajet intrapariétal sont meilleurs. Néanmoins le long trajet flexueux de Sabaneef-Frank disparaît lui-même avec le temps, ainsi que l'a constaté à l'autopsie Mosetig von Moorhoff. Cependant l'estomac de l'opéré était resté continent pendant la vie.

Jaboulay, pour la même raison, renonça à sa première méthode.

On leur a reproché d'être parfois difficiles sur un estomac atrophié par l'inanition et manquant « de l'étoffe suffisante à leur exécution ». Ils peuvent aussi produire des tiraillements douloureux. C'est arrivé à Courtin, dont le malade succomba après avoir présenté des douleurs très vives du côté de l'estomac.

Les trajets obliques dans la paroi de l'estomac se redressent aussi à la longue. Le procédé de Marwedel-Barozzi est un des meilleurs de ce groupe; mais, quoi qu'en dise Barozzi, il est d'une exécution plus longue que la plupart des autres, malgré la modification que nous avons proposée.

Le procédé d'Ullmann est bon à première vue, mais nous manquons de détails sur ses résultats éloignés.

Les meilleurs sont donc les procédés à valvule : méthodes de Kader, de Fontan, de Forgue, de Jaboulay (2e méthode), c'est-à-dire tous ceux qui sont rapides, car presque tous les malades auxquels on fait la gastrostomie sont plus ou moins cachectiques.

La plupart des méthodes mixtes sont bonnes, à moins de nécessiter une trop grande perte de temps par suite de leur complexité.

Tel est le procédé de Senn, par exemple.

Donc, nous sommes éclectiques. Mais, parmi tous ces procédés, celui qui nous a paru le meilleur, c'est celui de Fontan. Le résultat a toujours été parfait. Chez un de nos malades, le 13e jour, il survint des efforts violents de vomissements pendant une tentative de catéthérisme par la voie buccale. Bien que la sonde à demeure ait été maintenue jusqu'à la veille, il ne s'écoula pas une goutte de liquide par la fistule. Cependant le malade venait d'être gavé par sa bouche artificielle (un litre de lait, deux œufs et 30 grammes de peptone).

Nous ne sommes pas les seuls partisans convaincus de la méthode de Fontan. Elle est adoptée par Ricard (de Paris), par Dubourg (de Bordeaux) ; « enfin, à l'étranger, plusieurs opérateurs y ont recours exclusivement ; Girard (de Berne) l'a pratiquée plus de dix fois » [Lettre de Fontan] (1).

Récemment, à la Société de chirurgie, Monod, Schwartz, Segond, Lucas-Championnière ont été unanimes pour approuver les méthodes simples

(1) Fontan nous écrivait dans cette lettre récente (18 avril 1899) : « Comme résultat, je puis confirmer que mon premier opéré (l'opération datait de 15 mois en octobre 1896) vit toujours en très bonne santé, se nourrissant presque entièrement par son tube ; il n'avale qu'un peu de vin ou de café par la bouche ; il est toujours en service actif dans la marine.

« J'ai pratiqué trois autres opérations identiques. L'une, pour cancer de l'œsophage, n'a donné qu'une faible survie, mais avait fourni un bon résultat opératoire.

« La seconde, pour rétrécissement par ingestion de potasse chez une fillette de 14 ans, fournit un très bon résultat fonctionnel qui permet à l'enfant de vivre depuis cinq mois. Je m'occupe en ce moment de dilater la stricture œsophagienne.

« Enfin la dernière opération, faite chez un sujet qui avait eu une blessure grave de l'œsophage, n'a pu empêcher le blessé de succomber à des accidents infectieux deux jours après l'intervention.

« L'autopsie a montré que la disposition valvulaire de la bouche gastrique avait bien été réalisée suivant le plan opératoire, et s'était maintenue de façon à remplir exactement le bu trecherché ».

et pour rejeter en bloc les procédés modernes.

Si l'on a obtenu ainsi d'excellents résultats, ils n'ont pas été constants. En opérant comme l'a indiqué Fontan, on a toujours une fistule continente, sans aucune complication des temps opératoires. Que vous suturiez l'estomac après en avoir attiré un cône au dehors ou que vous suturiez à plat, cela revient au même. On peut même se demander si les bons résultats de la méthode simple ne sont pas dus à ce qu'un pli de l'estomac a été invaginé par mégarde et fait valvule.

N'est-on pas exposé dans ce cas à faire le procédé Fontan sans le savoir?

VI. — SOINS CONSÉCUTIFS A L'OPÉRATION ACCIDENTS IMMÉDIATS

1° Soins consécutifs. — L'opération terminée, nous conseillons de faire respirer de l'oxygène au malade. Non seulement ce gaz est un excitant, mais encore il empêche les vomissements chloroformiques qui ont parfois fait lâcher les sutures. Cette action de l'oxygène, indiquée par Jeannel (de Toulouse), a été expérimentée récemment avec succès par Chavannaz [de Bordeaux] (1).

PANSEMENT. — Quel pansement mettrez-vous sur la plaie?

(1) CHAVANNAZ. *Des inhalations d'oxygène pour éviter les vomissements post-chloroformiques. Société d'anatomie et de physiologie de Bordeaux et Journal de médecine de Bordeaux*, 1898.

Si la bouche stomacale est continente, appliquez un pansement à la gaze stérilisée, en ménageant un orifice pour la sonde, afin de nourrir le malade sans toucher au pansement. L'orifice extérieur de la sonde sera oblitéré (avec un fausset, par exemple), de façon à éviter le reflux des aliments.

Si l'on craint l'issue de suc gastrique par la plaie, on en isolera les bords soit avec de la vaseline boriquée, soit avec des poudres alcalines (magnésie, bicarbonate de soude, etc.). Ce pansement est préférable à l'obturateur le plus perfectionné; le meilleur, en effet, ne vaut rien (1).

(1) Voici les principaux obturateurs :

SÉDILLOT s'était servi de canules en argent avec obturateur.

LANGENBECK, LANELONGUE, SCHÖNBORN, ISRAEL et TERRILLON ont placé dans la fistule un petit ballon en caoutchouc qu'ils insufflaient ensuite. L'appareil, se dilatant comme un bouton de chemise, oblitérait l'orifice. Le ballon en caoutchouc était traversé d'un tube qui servait à alimenter le malade. C'est le principe de la canule à tamponnement trachéal de Trendelenburg.

DELAGÉNIÈRE se servait d'un condom insufflé, après introduction dans la fistule.

La canule de REYNIER est composée de 4 valves qui, introduites droites, se redressent à angle droit dans l'estomac.

L'appareil de BOCCI est analogue, ainsi que la canule en parapluie de COTTEREL.

MIKULICZ se sert d'un tube de verre renflé en ampoule à son tiers supérieur. Tous ces instruments sont déjà anciens.

Dans ces dernières années, on a cherché et trouvé mieux.

H. CRIPPS emploie une rondelle de caoutchouc d'un diamètre double de celui de la fistule, ayant en son milieu une soie solide repliée en anse. La rondelle de caoutchouc, pliée, et par suite diminuée dans son diamètre, est mise dans l'estomac avec une pince. Aussitôt lâchée, la rondelle reprend sa forme et, en tirant sur les fils, on applique l'appareil comme une soupape sur la partie profonde de la fistule. On lie les fils sur un rouleau de lint.

C.-J. BOND, au lieu de fixer les fils sur un rouleau de lint, les passe à travers l'estomac et la paroi abdominale et les noue.

Ces appareils eux-mêmes n'ont pas rempli leurs promesses.

On retirera les sutures entre le huitième et le dixième jour, d'après l'état de la plaie.

ALIMENTATION. — Quand doit-on commencer à alimenter les malades?

Le plus tôt possible. L'opéré est-il à toute extrémité? N'hésitez pas à le nourrir le jour même de l'opération. Quelques chirurgiens, Czerny, par exemple, injectent des aliments dès que la sonde est dans l'estomac. Mais, si le malade n'est pas mourant, mieux vaut patienter jusqu'au lendemain. On évite ainsi les vomissements qui suivent une alimentation trop hâtive. En outre, les adhérences péritonéales se forment et, si un peu du contenu stomacal s'écoulait par la plaie, il n'y aurait pas d'infection.

Pendant les premiers jours, laissez la sonde à demeure. On a prétendu qu'il ne fallait pas la maintenir trop longtemps de crainte que la fistule ne devienne incontinente. Guérin, élève de Forgue, dit même « d'une façon formelle, ne mettez jamais de sonde à demeure, à moins que ce ne soit simplement pour quelques heures ». Un de nos opérés garda sa sonde douze jours et jamais rien n'a reflué. Pour calibrer le trajet et afin d'éviter des fausses routes, on laissera la sonde de quatre à sept jours. Il est, en effet, souvent fort difficile, pendant les premiers jours, de retrouver le trajet et de le cathériser.

Pendant les premières semaines, le chirurgien passera lui-même la sonde trois ou quatre fois par jour; bientôt il habituera le malade à la passer lui-même.

Les aliments seront introduits avec une seringue ou avec un entonnoir en verre. Pendant les premiers jours, on n'injectera que du lait, avec des œufs et des peptones; mais, dès qu'on le pourra, on y ajoutera de la poudre de viande, des purées de légumes, etc., formant une bouillie demi-liquide. L'alimentation variera, au goût du malade. Il sera même utile, dit Forgue, de lui faire mastiquer et insaliver les mets; tous les actes de la digestion sont synergiques et l'absorption se fait d'autant mieux que l'alimentation est plus conforme à ce qu'elle est à l'état normal.

Avant et après chaque repas, on fera un lavage antiseptique de la fistule, en évitant les liquides toxiques ou irritants qui pourraient être entraînés avec la sonde dans l'estomac.

2° **Accidents immédiats.** — De quoi peuvent mourir les malades après l'opération?

Shock opératoire. — En première ligne, se place la mort par shock opératoire. Très fréquente autrefois, plus rare aujourd'hui, elle disparaitra le jour où les médecins seront convaincus qu'on ne doit pas attendre pour gastrostomiser un malade qu'il soit à moitié mort de faim. Pratiquée à temps et faite selon les règles, la gastrostomie n'a pas un pronostic plus grave que la cure radicale de la hernie.

Hémorragie. — Pendant l'opération, on a noté une hémorragie en nappe de la paroi, mais surtout de la muqueuse stomacale. Elle cède généralement à la compression, mais peut suffire à tuer un malade très affaibli. Schede perdit ainsi un opéré.

Accidents opératoires. — Croyant inciser l'estomac, des maîtres ont ouvert le colon transverse ou l'intestin grêle. Des chirurgiens éminents ont même injecté des aliments dans l'arrière-cavité des épiploons. Enfin, ainsi que Van der Hœven en a rapporté un exemple (in Vitringa), une anse d'intestin grêle pincée dans les sutures peut causer la mort par péritonite.

Schönborn a vu se produire une perforation spontanée de la paroi antérieure de l'estomac.

Il est plus difficile d'expliquer certains accidents, tels qu'une hémiplégie droite survenue au troisième jour (Barozzi), ou après cinquante-deux heures (Terrillon).

Péritonite. — La péritonite (1) était, avant le succès de Verneuil, la cause de la mort de tous les gastrostomisés. Actuellement, c'est une complication qui ne doit plus exister, grâce à l'antisepsie et aux perfectionnements de la technique. On n'ouvre maintenant l'estomac qu'après l'avoir attiré hors du ventre et fixé hermétiquement à la paroi. S'écoule-t-il un peu de liquide stomacal? Bien vite on l'éponge et l'on passe sur la plaie un antiseptique. On évite ainsi, presque sûrement, d'infecter le péritoine.

Comme cause de péritonite, si l'antisepsie et

(1) Nous ne nous occupons ici que de la péritonite opératoire. Il n'est pas exceptionnel, en effet, qu'un cancer de l'œsophage s'ouvre dans le péritoine et cause une péritonite mortelle. C'est un accident du cancer de l'œsophage et non pas de la gastrostomie.

l'opération ne peuvent être incriminées, il y a encore la rupture des sutures. Lagrange, Studgaart et bien d'autres en ont cité des exemples. Un tel accident n'est pas fatalement mortel. Un malade de Czerny, atteint de pneumonie, eut de tels accès de toux que le neuvième jour les sutures lâchaient et que l'estomac se retirait sous le diaphragme. Le chirurgien alla de nouveau chercher le viscère et le fixa à la paroi de l'abdomen. Comme la fistule était continente (méthode de Marwedel), il n'y eut pas une seule goutte de liquide stomacal déversée dans la cavité péritonéale. Le malade guérit. On n'hésitera pas, en pareille occurrence, à suivre la conduite du professeur d'Heidelberg.

Accidents pulmonaires. — Les accidents pulmonaires sont fréquents (pneumonie, bronchopneumonie, congestion pulmonaire, bronchite généralisée). Ils surviennent pendant les jours qui suivent l'intervention et même longtemps après. Un malade de Poncet mourut de pneumonie deux mois et huit jours après l'opération.

Roux (de Brignolles) a étudié la cause de ces complications bronchopulmonaires. Il fit des expériences sur des chiens, analysa tous les cas mortels de gastrostomie et conclut que ces accidents étaient d'origine réflexe. Les lésions nerveuses produites par la plaie stomacale causent une congestion pulmonaire d'un pronostic d'autant plus sévère que l'opéré est plus cachectique.

Syncope. — Est-ce à une même cause qu'on doit

attribuer la mort par syncope signalée dans quelques observations? Là aussi l'accident est quelquefois tardif, puisque le malade de Newmann ne mourut qu'un an après l'opération. La plupart des cas publiés qui se terminèrent de la sorte appartenaient à des cancéreux. S'agit-il d'accidents liés à l'évolution du mal et amenant, soit la compression de certains nerfs, soit une hémorragie interne, rapidement mortelle, ou encore une embolie? Cependant un cas de syncope, chez un rétréci par cicatrice, a été rapporté par Forgue.

Douleurs. — On a vu survenir, chez les gastrostomisés, des douleurs gastriques, s'accompagnant quelquefois de vomissements et d'intolérance stomacale.

Courtin a observé un fait assez curieux. Un de ses malades fut pris, peu après l'opération, de douleurs très vives du côté de l'estomac et succomba le lendemain après de grandes souffrances. L'auteur attribue ces phénomènes au tiraillement produit sur un estomac ratatiné par les tractions qu'il avait dû faire subir au viscère pour pratiquer le procédé de Sabaneef-Frank.

Oblitération de la sonde. — Parmi les accidents plus légers, signalons l'oblitération de la sonde destinée à alimenter l'opéré. Il faut retirer le tube en caoutchouc et le nettoyer. Pendant les premiers jours qui suivent l'opération, on peut être fort embarrassé pour replacer la sonde. Aussi, comme ce sont les parcelles solides qui bouchent l'instrument, ne donnez au début que des aliments liquides.

Czerny, chez un malade gastrostomisé pour cancer du cardia, observa, peu après l'opération, un écoulement par la sonde d'un pus très fétide provenant de la tumeur. D'ailleurs, avant d'être opéré, cet homme avait eu des vomiturions d'odeur repoussante. Cet accident céda en quelques jours à des lavages de l'estomac par la sonde.

VII. — RÉSULTATS ÉLOIGNÉS DE LA GASTROSTOMIE

Nous étudierons les résultats éloignés à deux points de vue différents : dans le cancer et dans le rétrécissement simple.

RÉSULTATS DANS LE CANCER. — Le malade est-il atteint d'un cancer de l'œsophage? L'opération amènera une simple éclaircie dans l'évolution fatale de son mal. Pendant quelque temps, il se nourrit, augmente de poids ; son état général s'améliore et il a l'illusion d'une guérison définitive.

Autrefois, lorsqu'on n'opérait qu'*in extremis*, cette éclaircie était de bien courte durée, souvent même elle ne se montrait pas et, n'ayant pas la force de réagir, le malade mourait quelques jours après. Aussi, comprend-on ce précepte de Lagrange : « Notre ferme conclusion c'est que, *en règle générale, la gastrostomie doit être bannie de la thérapeutique des cancers de l'œsophage* ».

Aujourd'hui où, par principe, on opère tôt, avant les signes de dysphagie grave ou de cachexie, les résultats sont meilleurs. La survie des gastrostomisés pour cancer est sûrement plus grande que

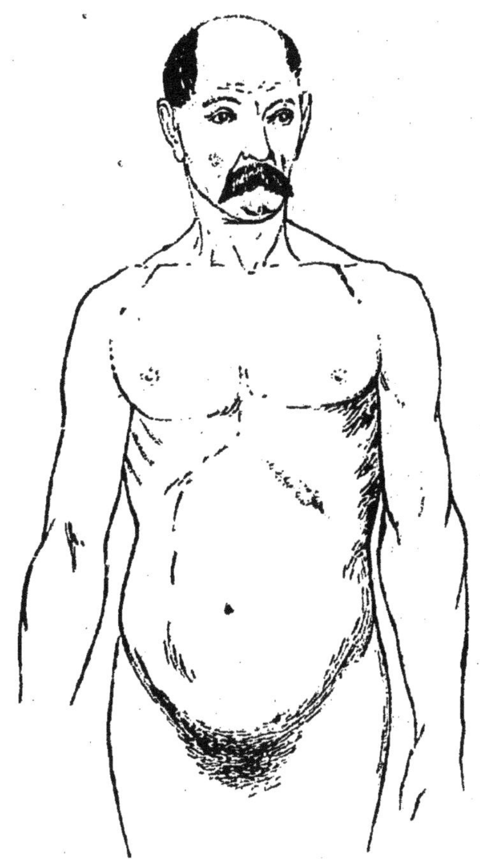

Fig. 3. — Résultat éloigné de la gastrostomie (1).

celle qu'on a par d'autres moyens (catéthérismes répétés, tubages, etc.). Un malade de Schwartz avait

(1) Ce malade, opéré par le procédé de Fontan, est celui dont nous avons publié l'observation dans le Bulletin de l'Hôpital civil français de Tunis, octobre 1898.

un état général très satisfaisant 16 mois après l'opération.

Il existe actuellement de nombreux exemples de ces longues survies. Un malade de Murphy, opéré pour un rétrécissement cancéreux qui ne laissait rien passer depuis trois jours, meurt 402 jours après, par perforation de l'aorte. Celui de Morison, opéré dans le même état, survécut 407 jours.

C'est que, par la gastrostomie, le cancer est mis au repos, ce qui réduit au minimum ses causes d'irritation et, d'autre part, le malade étant mieux nourri, résiste mieux à la cachexie.

Résultats dans le rétrécissement non cancéreux. — Les résultats sont meilleurs pour les rétrécissements non cancéreux. Ici, c'est la guérison complète, ou tout au moins la survie indéfinie, qu'on est en droit d'espérer.

Très vite, le malade engraisse, ses forces se relèvent ; il revient à son état de santé habituel.

Tout récemment, Schwartz et Lucas Championnière citaient, à la Société de chirurgie, chacun un cas de survie de plus de 16 ans.

Nous avons déjà vu quelle avait été la survie des opérés de Bryant, Monod, Fontan, de Cérenville, etc.

Quelquefois, sous la seule influence de la gastrostomie, le spasme œsophagien cesse et le malade déglutit de nouveau d'une façon normale, sans qu'on doive recourir à la dilatation progressive.

Plus souvent, aussitôt après l'opération, le rétrécissement, jusque-là imperméable, se laisse franchir et il est possible, par des séances de dilatation bien conduite, de restituer à l'œsophage son calibre normal.

Enfin, si la stricture, malgré la gastrostomie, demeure infranchissable par la bouche, le chirurgien n'est pas encore désarmé. Il lui reste le catéthérisme rétrograde qui a donné des résultats inespérés (Voy. p. 24).

Accidents éloignés de la gastrostomie. — Si la fistule gastrique empêche le malade de mourir de faim, elle amène quelquefois des troubles dyspeptiques, lorsque la survie a été assez notable. Peut-être seraient-ils plus rares si l'on injectait dans l'estomac des aliments préalablement mastiqués et imbibés de salive.

Un gastrostomisé dont Touche rapportait récemment l'observation à la Société anatomique (mai 1899) vit ses signes d'intolérance gastrique cesser pendant quelque temps, grâce à une injection d'eau chloroformée faite avant le repas.

Les douleurs stomacales qu'éprouvent les opérés ne doivent pas toujours être mises sur le compte de la dyspepsie. On a accusé aussi les adhérences de l'estomac à la paroi de les produire. Sur un estomac non ouvert, les tractus fibreux, qui l'unissent à la paroi ou aux organes voisins, causent souvent des tiraillements douloureux; aussi comprend-on que certains procédés, qui cherchent une large adhérence, y prédisposent.

Un autre accident éloigné de la gastrostomie, c'est la tendance à l'oblitération spontanée de la fistule. Pour l'éviter, plusieurs chirurgiens suturent la muqueuse à la peau. Cette méthode met à l'abri de cet inconvénient. La partie qui a le plus de tendance à se rétrécir, ce n'est pas l'orifice stomacal, mais la traversée intra-pariétale, c'est-à-dire la portion la plus superficielle du trajet. Aussi suffit-il de laisser pendant quelques jours la sonde à demeure dans l'estomac, en augmentant progressivement les numéros, pour obtenir très facilement et très vite une dilatation suffisante. On pourrait se servir aussi d'une tige de laminaire laissée dans le trajet pendant quelques heures.

Nous avons dit précédemment que l'état général des gastrostomisés pour rétrécissements simples se maintenait indéfiniment florissant. Cependant, on a vu survenir chez eux la tuberculose pulmonaire. Ainsi mourut le malade de Verneuil quelques mois après l'opération. Lorsqu'elle se produit, le malade en a acquis le germe avant la gastrostomie. L'état de dénutrition dans lequel il se trouvait par sa dysphagie en faisait un excellent milieu de culture pour le bacille de Koch, ainsi que l'a établi Porchaire dans sa thèse.

C'est une complication qui sera d'autant plus rare que la gastrostomie sera faite plus tôt.

Comment ferme-t-on la fistule stomacale après la guérison du rétrécissement? — Dans la plupart des méthodes de gastrostomie, lorsque la muqueuse gastrique n'a pas été suturée à la peau, le procédé est bien simple. Il suffit de ne plus se servir de la fistule. Dès qu'elle devient inutile, les tissus voisins subissent la réaction inodulaire et s'accolent. Le malade est définitivement guéri, sans intervention nouvelle.

Si la bouche stomacale comprend un trajet un peu long, tapissé de muqueuse (procédé de Sabaneef, par exemple), l'occlusion est plus difficile à obtenir. Il ne suffit pas d'exciser à l'orifice une portion plus ou moins grande de tissus et de réunir les parties avivées par des sutures. Dans ce cas, la muqueuse de la paroi interne de la fistule continue à sécréter et, par suite de la longueur du trajet, les produits de la sécrétion, ne pouvant refluer dans l'estomac, s'écoulent à l'extérieur. La cicatrisation ne se fait pas. Aussi Villar et son élève Rolland proposent-ils d'inciser au niveau de la plaie inférieure qui avait été suturée complètement à la fin de l'opération d'aller rechercher par là la base du trajet stomacal et de la sectionner. Quelques sutures à la Lembert sur l'ouverture stomacale ferment l'organe d'une façon définitive. A notre avis, on ferait bien d'y joindre la résection du trajet intra-pariétal, car, en continuant à sécréter, il pourrait empêcher la guérison. Cette opération n'a encore été que proposée.

Dans le cas de gastrostomie par les procédés classiques, on a usé de divers moyens pour occlure la fistule.

Quelquefois il suffit d'aviver les bords de la fistule et de suturer, ainsi que l'a fait Charon (1) chez un enfant de six ans.

Dieffenbach et Middeldorpf se sont servis de

(1) CHARON. *Journ. de clinique et de thérapeut. infantiles*, Paris, 1894.

moyens autoplastiques. Ils avivaient largement les bords de la fistule, taillaient un lambeau de peau dans les régions voisines, le transportaient par glissement sur le point avivé et le suturaient. Cette méthode est aujourd'hui abandonnée; on y avait recours lorsque l'ouverture du péritoine passait, à juste titre, pour une opération des plus graves.

On préfère opérer comme Billroth. L'estomac est détaché soigneusement des parois abdominales, avec un instrument ou avec les doigts; dès que l'organe est libéré, on cherche, sur les bords, la section de la séreuse saine; on fait à ce niveau quelques points de Lembert et l'on abandonne le viscère dans l'abdomen. La paroi est ensuite suturée. Si elle était ulcérée par le suc gastrique, on pourrait, après avivement, recouvrir la surface cruentée d'un lambeau de peau pris au voisinage et amené sur la plaie par glissement ou en tordant le pédicule par la méthode indienne.

VIII. — PRONOSTIC OPÉRATOIRE ET STATISTIQUES

La gastrostomie est bénigne par elle-même. Faite aseptiquement, chez un malade qui n'est pas un moribond, sa mortalité doit être nulle. Si la mort survient, elle est le résultat de la prolongation du traitement médical.

Cela est vrai, quelle que soit l'affection première : qu'il s'agisse de cancer ou de rétrécissement simple.

Il y a de nombreux avantages à ne pas trop tarder à opérer. Un malade encore vigoureux supportera facilement l'opération et, au réveil, n'offrira pas de shock opératoire.

Chez un sujet rétréci, qui se nourrit encore d'une façon suffisante, l'estomac, recevant chaque jour une quantité d'aliments presque normale, n'est pas atrophié et rétracté vers le rachis. Ses rapports avec la paroi abdominale sont normaux et, à peine celle-ci est-elle incisée, que la poche gastrique se présente d'elle-même au bistouri de l'opérateur. D'où, pas de tâtonnements à la recherche du viscère, pas de perte de temps inutile. En outre, si l'on a besoin d'étoffe, comme c'est nécessaire dans quelques procédés, on n'a pas à faire subir à l'estomac des tiraillements toujours dangereux.

A mesure qu'on a considéré la gastrostomie comme moins grave, on l'a faite plus tôt et les statistiquesse sont améliorées d'une façon parallèle.

Nous avons vu quels avaient été les résultats de la gastrostomie jusqu'en 1875 : autant d'opérés, autant de morts. Aucun ne survécut d'une façon suffisante pour être considéré comme opératoirement guéri.

Déjà, en 1883, la statistique de notre maître Le Fort (1), comprenant 105 cas, montre une amélioration notable, bien qu'elle soit encore bien sombre : 78 malades n'ont pas vécu un mois. Il y a donc trois quarts de morts (74,2 0/0).

Deux ans après, le travail de Zésas réunit 162 ob-

(1) Presque tous les chiffres de cette statistique nous ont été fournis par le mémoire inédit de Ch. Guérin, *loc. cit.*

servations de gastrostomie avec 113 décès (1). La mortalité est donc de 69,7 0/0. Elle n'est même que de 65 0/0 si l'on défalque, de ces 162 cas, 59 opérés antérieurs à 1876.

Knie, l'année suivante (1886), arrive à peu près au même résultat. Ses 169 observations donnent 66,6 0/0 de décès.

Avec Heydenreich, en 1887, la statistique s'améliore. Ses chiffres portent sur 33 observations nouvelles et non comprises dans les 162 de Zésas. Il n'y a plus que 19 morts avant le premier mois, ce qui porte la mortalité à 57 0/0. Enfin plus récemment le mémoire de Guérin nous donne une statistique meilleure encore, puisque, sur 121 gastrostomies, il n'y a eu que 43 décès avant la fin du premier mois. La mortalité, fortement diminuée, tombe à 35,54 0/0.

Les chiffres de la thèse de Vergez sont même plus favorables, puisqu'ils indiquent à peine 30 décès 0/0. Il est vrai qu'ils n'ont trait qu'à 27 observations, toutes récentes.

Tels sont les résultats des statistiques brutes, comprenant indistinctement les rétrécissements cancéreux et non cancéreux.

Il faut voir encore quelle est la gravité de la gastrostomie dans ces deux variétés d'affections.

Le pronostic de la gastrostomie pour cancer de l'œsophage passait pour si défavorable, il y a peu d'années, que beaucoup de chirurgiens laissaient le

(1) En réalité, Zésas compte 133 décès sur 162 cas, ce qui fait 82 0/0 d'insuccès. Mais 20 malades, morts plus tard, ont vécu plus d'un mois. Avec Guérin, nous les avons comptés parmi les succès, afin de rendre les diverses statistiques comparables.

malade mourir de faim plutôt que d'intervenir.

Cependant la mortalité était à peu près celle de la gastrostomie en général. La statistique de S. W. Gross (de Philadelphie, 1884), qui ne concerne que des cancéreux, n'indique que 95 morts sur 137 opérés, soit une mortalité de 69,3 0/0, avant la fin du premier mois.

Celle de Zésas est plus mauvaise, car, sur 129 gastrostomies pour rétrécissements cancéreux, il trouve une mortalité de 86 0/0, dans les trente premiers jours.

Ces chiffres sont les plus sombres qui aient été publiés, car Lagrange, qui pourtant a lutté ardemment contre l'intervention chirurgicale dans le cancer, nous montre 63 opérations avec 27 morts pendant le premier mois, c'est-à-dire 42,85 0/0 de mortalité.

La statistique qu'a publiée Karl Johansen dans sa thèse, en 1888, est la plus complète comme nombre d'observations, puisqu'elle compte 219 opérations. Sur ce nombre, nous en déduirons 27, qui ont été pratiquées avant l'antisepsie. Avec Guérin, nous supprimerons encore deux cas dont les résultats opératoires n'ont pas été indiqués. Il ne reste donc que 190 cas avec 125 morts en moins d'un mois, c'est-à-dire 65,79 0/0.

Heydenreich, sur 23 cancéreux, arrive à peu près aux mêmes chiffres (69,5 0/0).

Les statistiques récentes se sont améliorées, puisque celle de Guérin (1896) porte sur 74 cas qui n'ont donné que 26 décès avant un mois, soit une mortalité de 33,65 0/0.

Barozzi a trouvé des chiffres meilleurs encore, puisque, sur 35 malades opérés par Czerny, Marwedel et lui-même, il n'y eut que 11 décès (31,42 0/0). Sa statistique offre même un intérêt tout spécial. Sur les 12 opérés de Barozzi, il y a 6 décès avant un mois, soit une mortalité de 50 0/0, tandis que sur les 23 gastrostomisés de Marwedel et de Czerny, il n'y a que 5 décès : soit 21,73 0/0.

A quoi tiennent ces différences?

C'est qu'en Allemagne on opère tôt, dès que le diagnostic est posé. En France, pour le cancer surtout, on n'intervient que lorsque le malade est moribond. C'est alors seulement que le médecin l'offre au chirurgien. Parcourez les observations de Barozzi, qui est pourtant partisan de l'intervention précoce, et vous verrez dans quel état étaient quelques-uns des malades qu'on lui faisait opérer.

Les rétrécissements simples ont fourni des résultats meilleurs. Zésas lui-même, dont les chiffres sont si décourageants dans la gastrostomie pour cancer, n'indique plus que 64,5 0/0 pour les rétrécissements non cancéreux.

Il en est de même de la statistique d'Heydenreich, où le nombre des décès avant un mois tombe à 30 0/0, au lieu de 69,5 0/0.

Enfin celle de Guérin, la plus favorable de toutes, donne 9,53 0/0 de morts seulement, contre 33,65 0/0 dans le cancer.

Ces chiffres indiquent-ils que la gravité opératoire est plus grande dans le rétrécissement cancéreux de l'œsophage que dans le rétrécissement simple?

Assurément non. Le cancéreux, même avant la période cachectique, est guetté par de nombreuses complications (ulcération des gros vaisseaux, ouverture dans le péritoine, fistule bronchique, etc.) qui peuvent l'enlever et lui retirer tout le bénéfice d'une opération qui semblait faite dans de bonnes conditions. L'affection étant plus grave, la mortalité est plus grande par la maladie, mais la gravité opératoire reste la même, à condition égale de résistance du sujet.

De tous ces chiffres, il faut surtout retenir qu'une opération autrefois considérée comme fatale est devenue, grâce à l'antisepsie, grâce à une technique meilleure, et grâce aussi à une indication plus logique, une intervention courante, presque sans gravité, parant toujours aux affres de la faim et amenant parfois la guérison radicale d'une maladie mortelle par sa propre évolution.

TABLE DES MATIÈRES

PARIS. — IMPRIMERIE F. LEVÉ, RUE CASSETTE, 17.

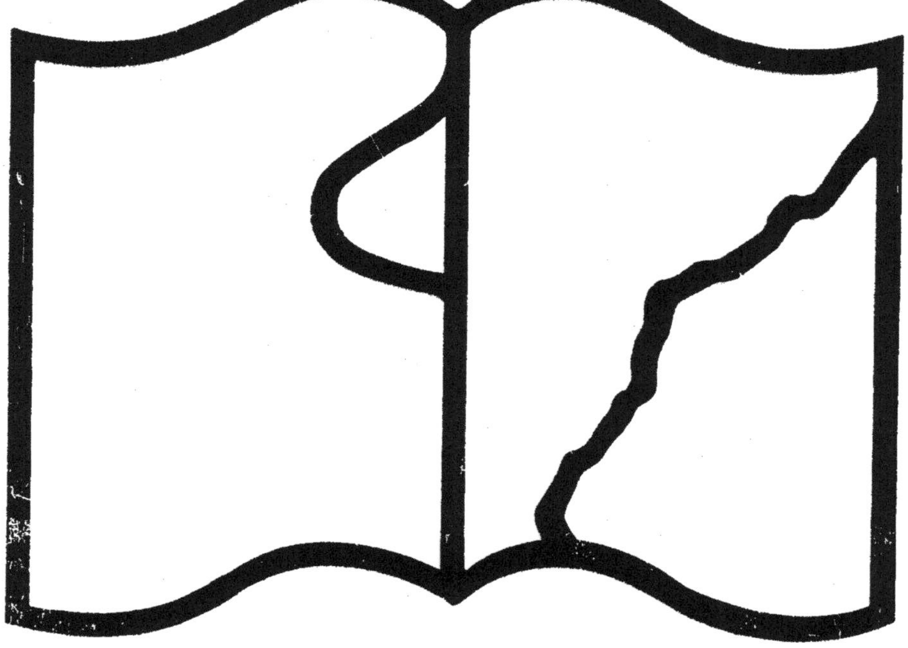

Texte détérioré — reliure défectueuse

NF Z 43-120-11

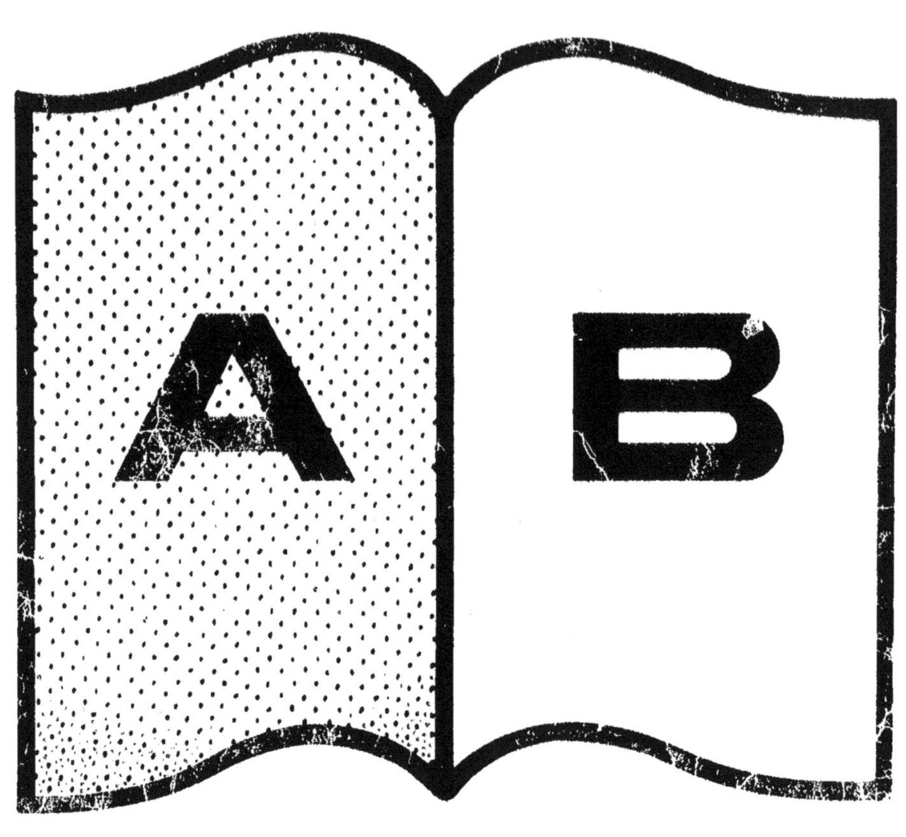
A
B

www.ingramcontent.com/pod-product-compliance
Ingram Content Group UK Ltd.
Pitfield, Milton Keynes, MK11 3LW, UK
UKHW012241240726
13966UKWH00003B/1217

9 782012 864979